Peter Hartwich • Burkhard Pflug (Hrsg.)

Schizophrenien
Wege der Behandlung

Mit Beiträgen von:
J. Bäuml et al., W. Blankenburg, P. Hartwich,
St. Mentzos, D. Naber et al., B. Pflug,
Chr. Scharfetter, L. Süllwold

Verlag Wissenschaft & Praxis

Die Deutsche Bibliothek – CIP-Einheitsaufnahme

Schizophrenien – Wege der Behandlung :
hrsg. von P. Hartwich ... Mit Beiträgen von: J. Bäuml ...
– Sternenfels ; Berlin : Verl. Wiss. und Praxis, 1999
ISBN 3-89673-064-9
NE: Hartwich, Peter [Hrsg.]; Bäuml, J. [Mitverfasser];

ISBN 3-89673-064-9

D-75447 Sternenfels, Nußbaumweg 6
Tel. 07045/930093 Fax 07045/930094

Wichtiger Hinweis – Produkthaftung: Der Verlag kann für Angaben über Dosierungsanweisungen und Applikationsformen keine Gewähr übernehmen. Da trotz sorgfältiger Bearbeitung menschliche Irrtümer und Druckfehler nie gänzlich auszuschließen sind, müssen alle Angaben zu Dosierungen und Applikationen vom jeweiligen Anwender im Einzelfall auf ihre Richtigkeit überprüft werden.

Printed in Germany

Inhalt

Autoren

BÄUML, Josef, Dr. med., Oberarzt der Psychiatrischen Klinik rechts der Isar, TU München, Ismaninger Straße 22, 81675 München

BASAN, Ania, Psychiatrische Klinik rechts der Isar, TU München, Ismaninger Straße 22, 81675 München

BLANKENBURG, WOLFGANG, Prof. Dr. med., ehem. Leiter der Psychiatrischen Universitätsklinik Marburg, Wardenhäuser Straße 61, 35037 Marburg

HAASEN, CHRISTIAN, Klinik für Psychiatrie und Psychotherapie, Universitätskrankenhaus Eppendorf, Martinistraße 52, 20246 Hamburg

HARTWICH, PETER Prof. Dr. med., Chefarzt der Klinik für Psychiatrie und Psychotherapie der Städt. Kliniken Frankfurt a. M.-Höchst, Gotenstr. 6-8, 65907 Frankfurt a. M.

KISSLING, WERNER, Dr. med. Oberarzt der Psychiatrischen Klinik rechts der Isar, TU München, Ismaninger Straße 22, 81675 München

LAMBERT, MARTIN, Klinik für Psychiatrie und Psychotherapie, Universitätskrankenhaus Eppendorf, Martinistraße 52, 20246 Hamburg

MENTZOS, STAVROS, Prof. Dr. med., ehem. Leiter der Abteilung Psychotherapie und Psychosomatik des Zentrums für Psychiatrie, Klinikum der Universität Frankfurt a. M., Heinrich-Hoffmann-Straße 10, 60528 Frankfurt a. M.

NABER, DIETER, Prof. Dr. med., Direktor der Klinik für Psychiatrie und Psychotherapie, Universitätskrankenhaus Eppendorf, Martinistraße 52, 20246 Hamburg

PITSCHEL-WALZ, GABI, Dipl. Psych., Psychiatrische Klinik rechts der Isar, TU München, Ismaninger Straße 22, 81675 München

PFLUG, BURKHARD, Prof. Dr. med., Leiter der Abteilung Klinische Psychiatrie II des Zentrums der Psychiatrie, Klinikum der J.-W.-Goethe-Universität Frankfurt/Main, Heinrich-Hoffmann-Straße 10, 60528 Frankfurt/Main

SCHARFETTER, CHRISTIAN, Prof. Dr. med., Forschungsdirektion, Psychiatrische Universitätsklinik, Lenggasse 31, CH-8029 Zürich 8

SÜLLWOLD, LILO, Prof. Dr. phil., Klinik für Psychiatrie und Psychotherapie II, Klinikum der Universität Frankfurt a. M., Heinrich-Hoffmann-Straße 10, 60528 Frankfurt a. M.

Einführung

Ziel der Buchpublikation ist, die modernen Wege der Behandlung schizophrener Patienten für den in diesem Feld arbeitenden Therapeuten praktisch und nachvollziehbar darzustellen. Hierzu werden pharmakotherapeutische, tiefenpsychologische, verhaltenstherapeutische, körpertherapeutische, kreativ gestalterische Verfahren und Angehörigenarbeit, mit praktischen Beispielen unterlegt, beschrieben. Die verschiedenen Zugangswege sind jedoch nicht als jeweils einzige, die anderen ausschließende Konzepte, anzusehen. Es geht vielmehr darum, das Miteinander der Ansätze sachgerecht und „bedürfnisorientiert" (Scharfetter), entsprechend der jeweiligen psychopathologischen Ausformung der individuellen schizophrenen Psychose, anzuwenden. Heute sind wir über die Entweder-Oder-Diskussion einer Pharmakotherapie versus einer tiefenpsychologisch oder verhaltenstherapeutisch orientierten Behandlung weit hinaus. Es geht vielmehr um das *Wie* des Miteinanders, um die Akzentsetzung und Gewichtung der einzelnen Bausteine, die für eine sinnvolle, für den Patienten annehmbare und wirkungsvolle Therapie zusammenzusetzen sind.

Zu diesem Vorgehen unternimmt Pflug eine kritische Sichtung und Bewertung unserer modernen Diagnosesysteme (ICD, DSM IV), sie sind „deskriptive Zusatzinstrumente", die ein individuelles und sehr differenziertes psychisches Gesamterleben und -verhalten auf einfache und prägnante Merkmale reduzieren und damit Forschungs- und nationalen sowie internationalen Verständigungszwekken dienen. Zu einer nach den Erfordernissen des einzelnen an Schizophrenie Erkrankten zusammengesetzten Therapiekonzeption bedarf es des Verständnisses der individuellen Psychopathologie und der zugrundeliegenden psychodynamischen Vorgänge. Hierzu wird von Mentzos das Dilemma zwischen Selbst- und Objektpolarisierung mit dem Grundkonflikt zwischen Autismus und Fusion, den er für viele schizophrene Erkrankungen als typisch herausstellt, dargestellt. Hinzu kommen Handlungsanweisungen für den Therapeuten, die sich u. a. in drei unterschiedlichen Settings niederschlagen. Hinsichtlich der notwendigen Modifikation tiefenpsychologischer oder gar analytisch orientierter Zugangsweisen setzt sich Hartwich mit der Frage auseinander, ob man bei Psychosen überhaupt von Abwehrmechanismen im engeren Sinne sprechen kann und wie durch eine Verbindung des Konzepts der kognitiven Störungen einerseits, die dem somatischen Pol nahestehen, und andererseits des tiefenpsychologisch fundierten Ansatzes das Konzept der Parakonstruktion zu neuem Verständnis und Therapiestrategien führt. Gleichwertig wird in der verhaltenstherapeutischen Behandlung von Süllwold ein differenzierter Indikationskatalog mit klaren Anweisungen und Beispielen zur Verbesserung des Funktionsniveaus postakuter Patienten mit Residualsymptomatik vorgestellt.

Für den psychotherapeutischen Umgang mit dem Wahn berichtet Blankenburg aus seiner Erfahrung, daß ein selbstreferentielles Erzeugen vielfältiger Perspektiven helfen kann, die Realitätsbezogenheit wiederherzustellen.

Einen wichtigen Teil des Buches nimmt die allen anderen therapeutischen Maßnahmen zugrundeliegende Pharmakotherapie ein. Hier haben Naber et al. in einem Extrakt aus einer Fülle von Studien zeigen können, daß die neueren atypischen Neuroleptika hinsichtlich Lebensqualität und Compliance einen entscheidenden Fortschritt darstellen, der sich auf die Rezidivprophylaxe positiv auswirken wird. Ebenfalls eine bessere Compliance und geringere Rehospitalisierung erreichen Bäuml et. al durch Gruppentherapie mit schizophrenen Patienten sowie mit deren Angehörigen. Ein Kernstück ihres Vorgehens ist die Verstärkung des protektiven Potentials der Angehörigen. Scharfetter hebt eine individuelle Therapieplanung hervor, die im Alltag praktisch verwirklichbar sein sollte, nicht nur einen Morbus bekämpft und den Kranken verwaltet, sondern eine lebensgeschichtliche Einordnung der Psychose ermöglicht, ohne zu idealisieren.

Die Wege der Behandlung schizophrener Psychosen werden in diesem Buch aus didaktischen Gründen als Prägnanztypen und Möglichkeiten vorgestellt, in dem namhafte Experten einzelne Sichtweisen ihrer persönlichen Arbeits- und Forschungsweise entsprechend entwickeln und mit Beispielen untermauern. Der Leser soll dadurch in die Lage versetzt werden, die jeweiligen Aspekte in sich zu vertiefen, zusammenzusetzen und in einem mehrdimensionalen Behandlungsangebot die Hilfe zu geben, die dem persönlichen Schicksal seines ihm anvertrauten schizophren Erkrankten angemessen und von diesem gewollt ist.

Peter Hartwich

Christian Scharfetter

Die Selbsterfahrung Schizophrener – Grundlage des Behandlungsangebotes

Psychopathologie als Grundlage des Therapieplans

Psychopathologie soll mehr als bloß eine Ordnung der diagnostisch wegleitenden Symptome bereitstellen – pathognostisch-kategoriale Psychopathologie ist keine genügende Grundlage, um die Hilfsbedürftigkeit des Patienten (sein Infirmsein, seine Dysfunktionalität, sein Kranksein) und seine Aufnahmefähigkeit für ein Therapieangebot zu erfassen.

Symptome sind – über das zur Diagnose führende Zeichen hinaus:

1. Indikatoren zur genaueren Bestimmung der *Funktionseinbuße*, des Verlustes von Sicherheiten im Ich-Bewußtsein, Selbstsein – und seinem Bezug zur mitmenschlich gemeinsamen Welt. Somit sind Symptome Hinweise, was der Infirme nicht mehr gegeben hat oder nicht mehr kann – und in welchem Bereich er daher zunächst Hilfe zur Wiederherstellung braucht: Rekonstruktion, Resynthese, Festigung.
2. Die Symptome indizieren
   - das Betroffensein von einem Verlust einer Erfahrung des Ich/Selbst, seiner Welt und des Funktionierens darin (Defizitsymptome, Infirmität im wörtlichen Sinn) und/oder
   - den Versuch, auf diese Erfahrung zu reagieren, gegen Verlust, Bedrohung, Untergang anzukämpfen (psychomotorisch, affektiv, kognitiv, kommunikativ): Selbstrettungsversuche, autotherapeutische Anstrengung, heute auch Defensivstrategien, Coping u. ä. genannt.

Guislain (1838, 59) wußte um die Deutung der Psychose als Abwehr: „Sie ist eine Bemühung der Seele, ein peinliches Gefühl abzustumpfen ... ein Erhaltungsinstinkt, welcher durch Anfälle von Zorn ... die Ursache entfernt oder zerstört, welche das physische oder psychische Wohl der Individuen zu trüben sucht."

Ideler kannte, wie vor ihm schon Heinroth, solche psychodynamisch-prozessuale Konzeption der Psychosen. Von Reil über Langermann geht der Gedanke der Selbstheilungsbemühung zu Ideler (1847, 11): Die Psychose zeigt „ein angestrengtes Arbeiten des Bewußtseins an seiner Reorganisation" – oder ist schlicht Ausdruck der „chaotischen Verwüstung des Bewußtseins" (Ideler 1850, 416).

Da ist schon die Warnung da, das Konzept der Autotherapie nicht zu überschätzen. Gelänge Selbstheilung, hätten wir keinen Patienten mehr vor uns. Aber:

3. Die Art, die Richtung der Selbstheilungsbemühung kann uns Hinweise geben, auf welcher Ebene seiner Existenz der Patient für Hilfsangebote zugänglich ist: Körper, Bewegung, Haltung, Atmung, leibliches Spüren, gemeinsamer Boden – Wahrnehmung, Denken, Erkennen, Fühlen – Kommunizieren – verbal, averbal, in Dual-, Pluralsituation. Symptome sind also auch Indikatoren der Therapieansprechbarkeit.

Wir werden also für die sorgsame Wegbereitung unseres Behandlungsangebotes eine funktionell-finale Interpretation der Symptome, Syndrome zumindest heuristisch zu leisten haben:

Funktionell-finale Befragung von „Symptomen"

Welches Erleben, Streben, Verlangen, Fliehen veranlaßt den Patienten zu seinem Verhalten? Was bedeutet es funktionell? Was bringt dem Patienten sein Symptom, sein Verhalten? Was gewinnt er damit?

Gewinn: z. B. Erkenntnis, Verstehen von Zusammenhängen, Erhöhung des Selbst, Vitalgefühl, Macht etc.

Vermeidung von:
Schuld, Angst, Scham, Depression, Einsamkeit, Isolation, Leere, Monotonie, Langeweile, bedrängender Nähe, konflikthafter zwischenmenschlicher Situation, aggressiver Auseinandersetzung, sensorischer Reizarmut, Bewegungshemmung

Gewinn und Vermeidung sind zwei Seiten derselben „Münze"!

Vorsicht: keine eingleisigen Deutungen! Verhalten ist meist mehrdeutig (prima vista und ohne genaue Einzelkenntnis). Verhalten kann nur zureichend (d. h. Verstehen fördernd und damit handlungsrelevant, d. h. therapiewegleitend) gedeutet werden bei genauerem Wissen um

1. Den situativen Kontext (extrinsische Faktoren): Physische und soziale Bedingungen: Umwelt (einschließlich z. B. Drogen, Gifte), Sozialsituation
2. Die Person und ihre Art zu reagieren (Persönlichkeit, Charakter, Temperament), nach der Art ihrer Anlage, Konstitution, Reaktionsbereitschaft, Disposition, Vulnerabilität (auch der Verwandten, der Sippe, des Stamms), nach ihrer Lebens-, d. i. Lernerfahrung
3. Selbst-/Ich-Erfahrung

Bei der Interpretation von Symptomen, Verhaltensweisen ist auch zu beachten, daß die funktionelle Bedeutung eines Verhaltens bei der Ersterkrankung nicht unbedingt identisch ist mit der Bedeutung dieses Verhaltens bei Wiedererkrankung (Rezidiv): Krankheitsgewinn, Sichfallenlassen in Muster der Entlastung von Scham, Schuld, Schmerz, Verantwortung, Aufgeben der Autonomie.

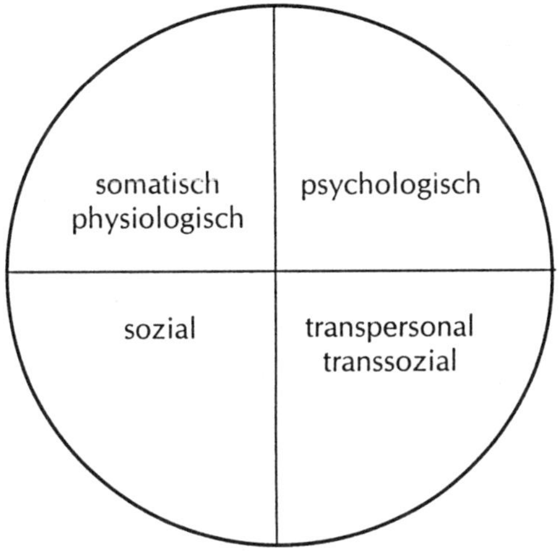

Abbildung 1: Das Menschenbild als Grundlage für das Erstellen eines mehrdimensionalen Behandlungsangebotes

Das heißt praktisch: ein Abtasten des somatischen, psychologischen, sozialen, transsozialen und transpersonalen Bereiches des Patienten nach Störungen, Behinderungen, Verlusten – subjektiv und objektiv, soweit möglich, methodisch zugänglich. Aus den Schwerpunkten der Betroffenheit von Nicht-mehr-Können sind in möglichst konkret praktischer Art die therapeutischen Hilfen anzubieten.

Zum somatischen Feld:

Objektive Befunde im morphologischen, physiologischen, metabolischen Bereich:

Die Psychopharmaka greifen in den Neurometabolismus ein, eine mit dem Fortschritt der Neurowissenschaften immer komplizierter erscheinende Vernetzung verschiedenster Botenstoffe, ihnen zugehöriger Zellen und Bahnen (heute als circuits, loops dargestellt). Gröbere neuromorphologische Defizite werden (ebenso wie die zugehörigen neuropsychologischen Unter- oder Fehlleistungen) an das wichtige Thema des richtigen Verhältnisses von Über- und Unterforderung denken lassen, welche beide in je eigener Weise pathogen sein können.

Die Untergruppe der Patienten mit unterentwickelten Hirnregionen, mit neurophysiologischen und neuropsychologischen Defiziten aus dem heterogenen Konvolut des heute konventionell „schizophren" Genannten als eigene Therapiezielgruppe herauszuarbeiten, ist eine wichtige Aufgabe.

Zum „objektiv" (d.h. wiederholt „von außen" und in intersubjektivem Konsensus) feststellbaren Bereich gehören auch die Bewegungsstörungen vieler Schizophrener. Ich meine damit nicht nur die speziellen Katatoniezeichen, sondern die viel häufigeren, oft eher diskreten Eigenarten von Mimik, Gestik, Haltung, Bewegung – schlaksig, sonderbar, unkoordiniert, manieriert, geziert u.a. – sowie Koordinations- und Gleichgewichtsstörungen. Hier ist ein wichtiger Ansatz für verschiedene körpereinbeziehende Therapien.

Im subjektiven Bereich haben wir zu achten auf Störungen des Ich-/Selbsterlebens im Leib: Veränderungen der Physiognomie, der Hände, des Skelettes, des Geschlechts, der Proportionen (Ich-Identität), der Selbststeuerung im Atmen, Bewegen, Handeln (Ich-Aktivität), der Beschaffenheit und des Zusammenhanges des Leibes (Ich-Konsistenz-Kohärenz), der Möglichkeit, sich abzugrenzen und in der Regelung von Nähe und Distanz in Beziehung zu treten (Ich-Demarkation). Am schwersten ist der Verlust der Gewißheit, überhaupt noch lebendig zu sein (Ich-Vitalität).

Den jeweiligen Unsicherheiten, Verlusten, Bedrohungen ist die Rekonstruktion, Resynthese entgegenzusetzen, die therapeutische Wiederherstellung und Festigung. Körpereinbeziehende Therapie trägt zu einer dreifachen Rekonstruktion bei:

1. der Gemeinschaft in der Interaktion mit der Therapeutin, dem Therapeuten
2. der intersubjektiv gemeinsamen Realität
3. der Ich/Selbsterfahrung im Gegenüber zum anderen Menschen.

Zum „psychologischen" Feld:

Dieser Bereich ist vielfältig und der „Objektivierung" unterschiedlich zugänglich. Er betrifft Gestalthaftes wie die *Grundpersönlichkeit* ebenso wie einzelne *Funktionsbereiche* (Kognition, Denken, Sprechen, Wahrnehmung, Konzentration, Aufmerksamkeit, Auffassen und Bedeutung geben, Erinnern, Affektivität, Kommunizieren), *Verhaltensstörungen* (aufgrund von verändertem Selbst- und Umwelterleben).

Aus dem Erfassen der prämorbiden Persönlichkeit, ihrer Entwicklung, ihrem Funktionieren gewinnen wir wichtige Hinweise darauf, was, wieviel wir realistisch als Ziel von Therapie und Rehabilitation anstreben können, dabei Über- und Unterforderung des Patienten, seiner Angehörigen, aber auch aller Betreuer vermeidend.

Die kognitiven Leistungsminderungen sind der Ausgangspunkt für die praktisch so wichtigen Übungsbehandlungsangebote (siehe Beitrag von L. Süllwold). Diese geschehen selbstverständlich nicht unpersönlich labormäßig, sondern in einem konkreten, alltagsähnlichen sozialen Kontext, in welchem auch Interagieren, Kommunizieren, Spiel der Affekte geübt wird (Training in „social skills").

Die Hilfen zum Erlernen von Ordnung und Struktur in den Alltagsaufgaben, im Tagesablauf, in Beziehungen zu anderen Menschen in klaren funktionellen Abstufungen sind ein wichtiger Teil des Therapieangebotes.

Im subjektiven Bereich hat hier die Erhebung der Ich/Selbsterfahrung ihren Schwerpunkt. Auf ihr gründet sich die Ich-Psychopathologie und die in ihr fundierte mehrdimensionale rekonstruktive Therapie (Scharfetter 1995). Konflikte des Selbstbildes, des Selbstwertes, Unfähigkeit zur Selbstbewahrung (autoprotektive Mechanismen), Selbstüberforderung durch zu hohe Ziele, Kennen- und Berücksichtigenlernen der eigenen Schwächen, Verletzlichkeiten und der Muster, darauf zu reagieren (überreagieren), sind weitere Grundthemen einer daraufhin orientierten Psychotherapie.

Im metapsychologischen Bereich der Betrachtung Schizophrener sind die Ich-Positionen zwischen Rückzug auf sich selbst (Isolation, Alienation) und Verlorengehen im Anderen (Diffusion) zu studieren (siehe Beitrag von S. Mentzos).

Im Feld des Interpersonellen, Mikro- und Makrosozialen kommt wieder die *Grundpersönlichkeit* in ihrer Werdensgeschichte in den Fokus der Aufmerksamkeit, besonders hinsichtlich ihrer *interpersonell-kommunikativen Kompetenz* resp. Fehlsteuerung. Haften, Klammern, Symbiose-Wünsche, mißtrauisch-argwöhnische Distanzierung, Aggression, Grenzüberschreitungen, Distanzlosigkeit, Rückzug, die mannigfachen Formen der Non-Kommunikation sind wichtige Themen dieses Bereichs.

Training in sozialer Kompetenz, alltagspraktische Übungen, auch unter Einbezug des Leibes, Territorialberücksichtigung, Interaktions-Kommunikationsübungen non-verbaler und verbaler Art sind Antworten auf das Nichtkönnen des Patienten in diesen Bereichen.

Tabelle 1: Formen der Non-Kommunikation

Rückzug, Isolation, Abwendung, Ausweichen	
Sprachlich:	Mutismus
	Paraphasie
	Schizophasie
	Kryptophasie (-lalie)
	Kryptographie
Psychomotorisch:	Stupor unnahbare Fassade (affektlos oder gespannt – finster oder arrogant) geziert – manieriert
Stimmung:	ängstlich – ausweichend finster – gespannt dysphorisch – aggressiv unfaßbar – „affektlos" negativistisch (sich sträuben)

Auf der subjektiven Ebene sind die vielen verschiedenen Ängste, Verletzlichkeiten, Unsicherheiten zu nennen, die Selbstentwertung und Selbstdestruktion, Selbstaufgabe zu beachten, ebenso Isolation, Alienation, gelegentlich auch die Selbstüberhebung über andere (in der Megalomanie). Ihnen eine korrigierende therapeutische Antithese entgegenzusetzen, ist oft eine sehr schwierige Aufgabe.

Im personüberschreitenden, auch über die Eingebundenheit in die Gesellschaft hinaus reichenden, *darum transpersonal und transsozial zu nennenden Bereich* werden die Themen der Fixierung auf sich selbst (Isolation und Alienation in egozentrischer Position) und der Desintegration, Diffusion, des Ich-Verlustes in einem als bedrohlich erfahrenen Chaos zentral sein. Religiös-spirituelle Erfahrungen oder Ziele, besondere Bewußtseinszustände (Ekstase, Oneiroid) sowie besondere Bewußtseinsinhalte (Erhöhung, Erniedrigung, Geworfensein, Aufgehobensein, Verschmelzung, Erlösung, Verdammnis, Hoffnung, Sehnsucht) sind Stichworte zur Markierung dieses Themenbereiches. Eskapismus und Abkapselung in Hyperreligiosität, rigider Formalismus, Prophetismus, Messianismus, Deifikation des Ich, Dämonisierung des Selbst, der Welt, Besessenheit stehen hier als Aufgaben zur therapeutischen Antwort an. Diese Bereiche sind vom Psychiater nicht an den Seelsorger zu delegieren. Das würde die Abspaltung fördern.

Die religiös-spirituelle Ausrichtung des Therapieangebotes ist ein Versuch, in der Ausrichtung auf das unfaßbare All-Eine Orientierung, Perspektive, Proportion, Selbstrelativierung und Einordnung und darin Hilfe zu gewinnen für die Wegsuche, Zielausrichtung, Wegbewältigung. Die kulturell verschiedenen Religio-Philosophien sind als Bild- und Sprachgestalten Vehikel auf dem Wege auf das Eine hin als letztem und uranfänglich Bergenden, welches hervorbringt und wieder zurücknimmt.

Das Zusammenfügen der verschiedenen Bereiche im *Gesamtbehandlungsplan* erfordert (mehr als es in der Routineversorgung oft geschieht) eine sorgfältige Besinnung auf die zu behandelnden Schwachstellen, in Abwägung mit den vorhandenen Stärken oder wenigstens erhaltenen und brauchbaren Funktionsanteilen (Ressourcen) und den Möglichkeiten des Patienten, Angebote anzunehmen. Es ist ein Teil der Kunst der Therapeuten in den verschiedenen Berufsgruppen, das Angebot auch wirklich und wirksam an den Mann/die Frau zu bringen.

Die kontinuierliche, patientenzentrierte *Supervision* aller an der Therapie beteiligten Hilfskräfte ist eine selbstverständliche Forderung, der aber leider keineswegs immer und vollständig entsprochen wird. Zu oft bleiben da Nischen offen – das Team weiß nicht, was in der Ergo-, Bewegungs-, Musiktherapie läuft oder was der zuständige Arzt mit dem Patienten bearbeitet – und auf welches Ziel hin (therapeutisch-rehabilitatives Nah-, Fernziel), das doch allen Beteiligten – Patient, Behandelnden, Angehörigen, ev. Bezugspersonen im Berufsfeld – aufzuzeigen wäre.

Die Angehörigen sind wichtige Mitträger, oft gar Hauptträger der Betreuung, der Beherbergung: Aufklärung und Unterstützung dabei ist nötig (vgl. Beitrag von Bäuml et al.).

Individuelle Therapieplanung

Schon für den einzelnen Kranken einen adäquaten mehrdimensionalen Therapieplan zu erstellen, ist eine oft schwierige Aufgabe, jedenfalls, was die praktische Verwirklichung im psychiatrischen Alltag anbelangt – und auf die kommt es an. Umso schwieriger ist der Versuch, einigermaßen homogene Therapieindikationsgruppen zu bilden.

Das Ziel, dem Patienten zu einem für ihn (für sie) besseren Leben zu verhelfen, besser leben zu lernen, darf sich nicht aus den (impliziten oder expliziten) Konzepten der Therapeuten, was ein gutes, ein gelingendes Leben sei, leiten lassen.

Auch etwa nur einen hypostasierten Morbus zu bekämpfen und/oder Symptome zu unterdrücken, auszulöschen, kann auf Kosten der Person des Patienten gehen.

Des Patienten eigener Umgang mit den Symptomen ist mit einzubeziehen. Vielleicht lebt mancher mit seinen tröstenden, Zuspruch gebenden Stimmen oder mit seinem Wahn (gar der Erhöhung) besser als ohne diese „produktiven Symptome". Was er dann lernen sollte und wozu wir ihm verhelfen sollten, ist eher, die paranoid-halluzinatorische Privatwirklichkeit klarer und sicherer zu unterscheiden von der mitmenschlich gemeinsamen Realität, und mit den Symptomen, die für ihn/sie einen gewissen funktionellen Stellenwert haben können, so zu leben, daß die beiden Wirklichkeitsbereiche (private und gemeinsame) getrennt gehalten und dann das Verhalten so gesteuert werden kann, daß der Patient nicht mehr oder nicht mehr so stark dysfunktional, also infirm, krank ist.

Das Gemeinsame der Realität, klar gegenwärtig in der Interaktion von Patient und Therapeut, ist wie eine „Insel der Klarheit" (Podvoll 1990), die gemeinsamen Stand erlaubt, Verbreiterung der Insel, Vermehrung der Inseln, Brückenbau zwischen den Inseln.

Wir haben herauszufinden, welcher Patient seine Symptome durch den Experten löschen lassen möchte und damit genug hat – und welcher von einer lebensgeschichtlich verstehenden Einordnung seiner Psychose im Zusammenhang von persönlicher Wesensart und Schicksal Gewinn zieht. Nicht jeder kommt zu psychodynamischer Einsicht (ein Konstrukt der Therapeuten in Interaktion mit dem Patienten); manche wollen sie gar nicht. Wenige werden wirklich für eine vertiefte analytische Therapie zugänglich sein und sie durchhalten.

Kognitiv-behaviorale Techniken können manchmal für die Arbeit mit Wahnkranken und Halluzinierenden hilfreich sein: das Unterscheidenlernen, erkennendes Einordnen, Getrennthalten und der Gewinn von Selbststeuerung.

Es bleiben viele Aufgaben im täglichen Umgang: Wie gehen wir mit Angst, Erregung, affektiver Unzugänglichkeit, Aggression, Mißtrauen, Argwohn, Einbezug in einen Wahn um? Wie mit der Depression, der Suizidalität? Wie mit den kombinierten Syndromen (sog. Comorbidität), mit Sucht (Dualdiagnosen)?

Wir haben heute Grund zur Annahme, daß eine früh nach dem ersten (keineswegs leichten!) Erkennen von Symptomen beginnende konsequente Therapie Hoffnung birgt, der Verlauf sei dann rückfallärmer.

Alle Versuche, Zielgruppen für Therapieprogramme zu selegieren, Therapie nach Art von Manualen und Management zu formalisieren (mit Effizienzmessung), gehen leicht an der Person des Kranken vorbei. Sie verwalten ihn, verfügen über ihn, entmündigen ihn in einer expertendominierten Welt.

Andererseits ist, bei aller Berücksichtigung des persönlichen Schicksals von Psychotikern, auch die Idealisierung von Kranken (besonders solchen mit sprachlichen oder in anderen Bereichen künstlerisch faszinierenden Produktionen) und ihren Therapeuten (Psychopompos, den Schamanen ähnlicher Unterweltsbegleiter und Retter aus dem Totenreich) zu vermeiden.

Zwischen diesen beiden Extremen hindurch – Mißbrauch des Patienten für die Ideologie des Experten in den Reduktionismen somatischer, psychologischer, tiefenpsychologischer, soziogenetischer, romantisierender, antipsychiatrischer und auch religiös-spiritueller Deutung und apersonalem Management (Verwalten) der Symptomproduzenten – läuft der Weg von Patient und Therapeut als eine nie endgültig bestandene Bewährungsprobe.

Literatur

Guislain M (1838): Abhandlung über die Phrenopathien. Übersetzt und herausgegeben von Wunderlich. Rieger, Stuttgart, Leipzig

Ideler KW (1847): Der religiöse Wahnsinn. Schwetschke, Halle

Ideler KW (1848, 1850): Versuch einer Theorie des religiösen Wahnsinns. Ein Beitrag zur Kritik der religiösen Wirren der Gegenwart. Erster Teil: Die Erscheinungen des religiösen Wahnsinns. Zweiter Teil: Die Entwicklung des religiösen Wahnsinns. Schwetschke, Halle

Podvoll EM (1990): The seduction of madness. Revolutionary insights into the world of psychosis and a compassionate approach to recovery at home. Harper Collins, New York

Scharfetter C (1995a): Schizophrene Menschen. Diagnostik, Psychopathologie, Forschungsansätze. (4. Aufl.). Psychologie Verlags Union, München

Scharfetter C (1995b): Die Ich/Selbst-Erfahrung Schizophrener. Schweizer Archiv für Neurologie und Psychiatrie, 146(5), 200-206.

Scharfetter C (1996a): The illness of the person. curare, 19(2), 353-355.

Scharfetter C (1996b): The self-experience of schizophrenics. Empirical studies of the ego/self in schizophrenia, borderline disorders and depression. (2 ed.). Private publication, Zürich

Scharfetter C (1996c): Das weite Spektrum bedürfnisangepasster Therapien bei Schizophrenen. In P Hartwich & S Haas (Hrsg.), Pharmakotherapie und Psychotherapie bei Psychosen (pp. 31-40). Verlag Wissenschaft & Praxis, Sternenfels - Berlin

Peter Hartwich

Die Parakonstruktion: eine Verstehensmöglichkeit schizophrener Symptome

Beispiele der tiefenpsychologisch orientierten Psychotherapie Schizophrener

Für den *tiefenpsychologisch* fundierten Zugang zum Verständnis und zur Behandlung schizophren Erkrankter ist von wesentlicher Bedeutung, wie wir den Begriff *Abwehr* verwenden und dessen Funktion interpretieren. Bei Schizophrenen ist eine Gleichsetzung mit den gängigen Abwehrmechanismen von Neurosekranken und anderen psychoreaktiven Störungen *nicht* angemessen. Die unmodifizierte Übernahme der Begriffe und damit der psychodynamischen Verstehenskonzepte hat in der Vergangenheit zur Enttäuschung und Ablehnung von tiefenpsychologischen und insbesondere psychoanalytischen Behandlungsangeboten geführt. Auch Benedetti zweifelt daran, daß der „alte Begriff Abwehr" für die Schwere der Psychopathologie eines ausgeprägten und lebensbedrohlichen schizophrenen Wahns überhaupt zutreffend sei. Er führt an, daß hier die eigentliche Funktion der Abwehr, nämlich die psychische Entlastung, nicht erreicht werden könne.

Der Neurosekranke, psychoreaktiv und psychosomatisch Kranke hingegen, kann auf eine Reihe bewährter Schutzfunktionen, den Abwehrstrategien im engeren Sinne, die wegen ihres stereotypen Automatismus Abwehrmechanismen genannt werden, zurückgreifen. So wird beispielsweise Inkompatibles – für den Betroffenen unbemerkt – ins Unbewußte verdrängt, Affekte werden isoliert und mit Hilfe der Konversion werden Körperbeschwerden entwickelt, die häufig mehr oder weniger intensive medizinische Behandlung zur Folge haben. In der Regel bleibt dabei die Geschlossenheit und Selbstverständlichkeit des Ich-Erlebens im Sinne der Ich-Konsistenz und Ich-Demarkation (Scharfetter 1986, 1995) und der Ich-Kohärenz (Benedetti 1992) erhalten. In unserer psychotherapeutischen Arbeit haben wir Gelegenheit, die dem Schutz dienenden Abwehrmechanismen, die sich vielfach als Symptome manifestieren (z. B. Zwänge, Reaktionsbildungen etc.) aufzugreifen und in eine reifere Form der Bewältigung überzuführen. Wichtig ist, daß die Kranken aus den genannten nichtpsychotischen Diagnosegruppen in der Lage sind, die Abwehrmechanismen nicht nur zu bilden, sondern auch aufrechtzuerhalten. Zu dieser Anstrengung, die Freud

Gegenbesetzung nennt, bedarf es eines dauerhaften Kraftaufwandes, zu dem der Betreffende fähig sein muß.

Der Psychosekranke, insbesondere der Schizophrene, kann die Abwehrmechanismen im engeren Sinne und die dazu erforderliche Dauerkraft der Gegenbesetzung nicht zu seinem Schutz nutzen. Dies gilt zumindestens für viele psychopathologische Stadien. Hierfür sind hauptsächlich die folgenden Gründe verantwortlich: Es fehlen beiden Konstanz und Durchhaltefähigkeit. Zwar tauchen die Abwehrmechanismen im engeren Sinne (z. B. Verdrängung, Intellektualisieren, Isolierung, Ungeschehenmachen, Projektion, Konversion, Verleugnung, Identifikation mit dem Angreifer etc.) auf, sie können aber nicht durchgehalten werden. Sie sind nicht konstant und haben somit keine persistierende und möglicherweise persönlichkeitskonstituierende Funktion. Sie unterliegen in floriden Stadien einer ständigen Fluktuation und bleiben damit abortiv. Somit können sie bei Psychoseerkrankungen insbesondere im akut floriden Zustand zu Entlastung und Schutz nicht adäquat beitragen. In manchen Fällen, in denen beispielsweise projektive Mechanismen an Wahnbildungen beteiligt sind, kommt es zu übertriebenen Reaktionen, die sich von Abwehrfunktionen im engeren neurotischen Sinne weit entfernen. Auch hier manifestiert sich die Eigenschaft vieler Schizophrener, zwischen Extrempolen zu oszillieren.

Wie läßt sich die Schwäche der Schizophrenen, Abwehr im engeren neurotischen Sinn zum Schutz ihres psychischen Gleichgewichts nicht bilden zu können, erklären? Meines Erachtens sind es die kognitiven Störungen, die hier gegenüber Neurosen eine qualitative Veränderung bewirken. Kognitive Störungen wie Denkhemmung, Gedankenabreißen, Blockade der Erinnerung, Einbuße der Aufmerksamkeitsleistungen in Richtung, Umfang, Intensität und Selektion – um nur die wichtigsten zu nennen (Hartwich 1980) – können die Schutzfunktion der Abwehr außer Kraft setzen. So ist beispielsweise eine ausreichende *Affektisolierung* bei dem Zerfall des Integrals von Fühlen, Wahrnehmen und Denken nicht möglich. Die Integration der genannten psychischen Funktionen bedarf einer adäquaten Hierarchienbildung, die gerade bei Schizophrenen, deren Organisation ihrer Responsetendenzen (Broen, Storms) beeinträchtigt ist, fehlt. Für das *Intellektualisieren* bedarf es der ungestörten Funktionen der Denkprozesse, die nicht durch Gedankenabreißen oder Gedankenzersplitterung zerrissen sein dürfen. Ähnliches gilt für die Verdrängung. Im gelungenen Fall würde sich die *Verdrängung* auf spezifische Inhalte richten, sie „impliziert die Fähigkeit zur Selektion zwischen bedeutsamen (d. h. unlustvollen oder bedrohlichen) und indifferenten Stimuli" (Rohde-Dachser 1983). Die Verdrängung ist dann besonders gestört, wenn die Selektion der Aufmerksamkeit beeinträchtigt ist und der Kranke Wahrnehmungen und deren inhaltliche Besetzungen nicht adäquat einordnen kann; dazu kommt, daß Wesentliches und Unwesentliches nicht mehr ausreichend getrennt und der gleichzeitigen Fülle von Reizen, Gedanken, Erinnerungen und Gefühlen keine augenblicklich bestimmende Dominanz gegeben werden kann. All diese psychischen Funktionen müßten weitgehend ungestört sein, um den Abwehrmechanismus der Verdrängung zum Schutz und zur Stabilisierung des psychischen Gleichgewichtes bilden und vor allem für längere Zeit aufrechterhalten zu können. Gerade dieses ist bei den meisten Stadien der schizophrenen Erkankungen nicht der Fall.

Abwehrbegriffe im weiteren Sinne (Abwehr auf niederem Niveau, archaische Abwehrformen, primitive Abwehr) werden gelegentlich bei Psychosekranken zwar verwendet, differenzieren die Andersartigkeit der Psychosen gegenüber Neurosen unseres Erachtens zu wenig. Als Beispiel soll hier der zu den primitiven Abwehrmechanismen gezählte Spaltungsvorgang, das Splitting (Kernberg 1978), angeführt werden. Die *Spaltung* gilt als zentraler Abwehrmechanismus der Borderline-Struktur und hat einen aktiven Charakter, von dem Rohde-Dachser (1983) herausstellt, daß sie nicht „Ausdruck einer mangelnden Integrationsfähigkeit des Ichs" sei, vielmehr werde sie „von einem sich entwickelnden Ich aktiv zur Abwehr traumatisierender Erfahrungen auf späteren Stufen der Entwicklung eingesetzt". Nach Kernberg wird in der normalen Entwicklung die Spaltung in positive und negative Introjekte später durch Abwehrmechanismen auf höherem Niveau, beispielsweise durch die Verdrängung, ersetzt. Bei der Borderline-Struktur wird das Spalten im Sinne eines *aktiven* Abwehrvorgangs in pathologischer Fixierung beibehalten. Bei Schizophrenen kommen gelegentlich solche Spaltungsvorgänge auch vor.

Allerdings darf die typisch *schizophrene Spaltung* im Sinne Bleulers (1911) keinesfalls mit dem zitierten aktiven Abwehrvorgang verwechselt werden. Hier ist nur das Wort gemeinsam, inhaltlich ist der Unterschied sehr groß. Bleuler versteht unter der schizophrenen Spaltung die „Spaltung der Funktionen" ... „Auch Ideen werden oft nur zum Teil gedacht und Bruchstücke von Ideen werden in unrichtiger Weise zu einer neuen Idee zusammengesetzt. Sogar die Begriffe verlieren ihre Vollständigkeit, entbehren eine oder mehrere oft wesentliche Komponenten; ja sie werden in manchen Fällen nur durch einzelne Teilvorstellungen repräsentiert." Das wesentliche Charakteristikum der *schizophrenen Spaltung* ist, daß die Funktionen des Denkens, der Wahrnehmung, der Erinnerung, des Fühlens und weiterer psychischer Eigenschaften streckenweise nicht mehr synchronisiert und integriert werden können; diese Desintegration, die der Betroffene als Auflösung oder Zerfall seines Ichs erlebt, ist somit weit entfernt von einem aktiven Vorgang im Sinne einer Schutzfunktion. Daneben sieht Bleuler in einer Reihe anderer Symptome eher sekundäre Störungen als „mehr oder weniger mißglückte oder auch geglückte Anpassungsversuche".

Scharfetter (1986, 1995) interpretiert manche Symptombildungen als Selbstrettungsversuche vor der akuten Ich-Desintegration. Er erinnert dabei an Ideler (1847), der schon vor 150 Jahren Wahnsymptome als Reaktionsmuster auf eine Ich-Bedrohung aufgefaßt hat, im Sinne eines „angestrengten Arbeitens an der Reorganisation des Bewußtseins". Die angeführte Desintegration ist nicht als eine totale mißzuverstehen, es handelt sich in der Regel um einen partiellen Zerfall, der meistens reversibel ist, aber unter belastenden Lebensbedingungen rezidivieren kann. Die beschriebene partielle Desintegration kann sich in originellen Ideen und Bildern manifestieren, d. h. neben und gleichzeitig mit desintegrierten Bereichen kommt es zu neuartigen und verrückten Formungen mit manchmal faszinierender Kreativität. Dazu gehören Symbolbildungen, die zur konkretistischen Identifikation gerinnen. So hält sich ein Kranker für den Teufel, eine andere für die Jungfrau Maria etc.

Was von außen her – also deskriptiv – als eine Desintegration beschrieben wird, erlebt der Betroffene als drohende Auflösung. Die in diesem Zustand beobachtbaren vielfältigen schizophrenen Symptome sind entweder unmittelbar Ausdruck des Desintegrationsgeschehens, wozu u. a. viele kognitive Störungen gehören, oder können als Selbstrettungs- oder Schutzversuche des Ichs angesehen werden. Zu den letzteren gehören manche konkretistische Symbolbildungen, manche Elemente der Wahnentwicklung, einige Halluzinationen, Größenideen, mutistisch-autistischer Rückzug etc. Wir nennen diese einem Schutz- und Kompensationsversuch dienenden Symptome *Parakonstruktionen*. Sie stehen neben den unmittelbaren Symptomen, die wir nicht in diesem Sinne interpretieren können. Wir definieren als Parakonstruktionen solche Symptome der schizophrenen Psychosen, die wir als Reaktionsformen auf eine Desintegration im Zusammenhang mit einer psychotischen Ich-Störung interpretieren.

Wie oben dargelegt, können die Abwehrbegriffe im engeren und weiteren Sinne die Andersartigkeit der Psychose gegenüber der Neurose nicht genügend differenzieren. Infolgedessen ist es erforderlich, einen zusätzlichen Begriff, nämlich den der Parakonstruktion einzuführen. Dieser umfaßt alle Konstruktionen, die der Psychosekranke als Schutz-, Kompensations- und Rekonstruktionsversuch unternimmt. Da eine tatsächliche Rekonstruktion in der Regel nicht gelingt, sprechen wir von Parakonstruktion. Die Benennung verbindet den Bereich der kognitiven Dysfunktionen, der dem somatischen Pol näher liegt, mit den psychodynamischen und tiefenpsychologischen Ansätzen. Er umfaßt eine ganze Reihe von Symptomen, Verhaltens- und Ausdrucksweisen der Schizophrenen. Die Sichtweise der *schizophrenen Parakonstruktionen* hilft uns, zu einem Verständnis von einer Reihe von Symptomen – nicht allen – zu kommen, um von da heraus neue Behandlungsweisen zu entwickeln, die an den Bedürfnissen der Patienten orientiert sind. Die therapeutischen Bemühungen können u. a. auch darin gelegen sein, daß die Patienten allmählich wieder in die Lage kommen, Abwehrmechanismen, wie beispielsweise die Verdrängung, wieder nutzen zu können. Im folgenden werden drei Parakonstruktionsebenen an Beispielen dargestellt und ihre Behandlungsansätze beschrieben.

1. Parakonstruktion Wahnbildung

Eine 24jährige Patientin ist zum zweiten Mal erkrankt. Drei Jahre zuvor war sie wegen schwerer Katatonie über ein Jahr stationär psychiatrisch behandelt worden. Zwischenzeitlich erfolgte die Betreuung ambulant. Jetzt wird sie mit plötzlich ausgebrochener paranoid-halluzinatorischer Symptomatik in die Klinik aufgenommen. Sie beklagt sich, man werfe ihr vor, sie sei „leicht zu haben", werde, wenn sie nachts nicht aufpasse, geschwängert und könne das jeweils riechen. Sie ist unruhig, getrieben, geplagt von immer neuen Wahneinfällen, die sich auch gegen sie richten.

Die Patientin war allein bei ihrer besorgt-kontrollierenden Mutter aufgewachsen, der Vater hatte sich in einer Psychose das Leben genommen, als die Patientin fünf Jahre alt war. Tochter und Mutter lebten eng verschmolzen. Autonomieversuche wurden mütterlicherseits mit ängstlicher Hilflosigkeit und manchmal auch barschen Reaktionen beantwortet. Eine passende Triangulierungsfigur hatte sich nicht ergeben. Jetzt hatte sie ihren ersten Freund, der als die Mutter verreist war, bei ihr wohnte. Als die Mutter nach Hause zurückkam, war sie entsetzt über die Verletzung ihrer Privatsphäre mit der Tochter und warf den Freund aus der Wohnung. Die Patientin konnte den Konflikt nicht tragen, die Psychose brach aus. Es kam zur Parakonstruktion eines Schwangerschaftswahns und der Vorstellung, die Leute würden sie für eine Hure halten.

Nach Besserung der eingangs geschilderten Akutsymptomatik durch Neuroleptika wurde ein Wochenendurlaub vorbereitet. In der Therapiesitzung davor sagte die Patientin: „Wenn ich am Sonntag zu Hause bin, werden die Nachbarn mich fragen, was ich getrieben habe." Sie schaut den Therapeuten an und fragte „Was soll ich dann tun?" Wir wollen hier drei verschiedene Antwortmöglichkeiten zur Diskussion stellen:

1. Antwortmöglichkeit: Die Gegenüberstellung unserer Realwelt, es sei ihr eigenes Konstrukt, die Nachbarn würden sie gar nicht argwöhnisch betrachten, würde hier nicht weiterführen. Sie würde sich nicht verstanden fühlen und bliebe bei ihren Parakonstruktionen.

2. Antwortmöglichkeit: Sie bestünde in der Interpretation ihrer projektiven Abwehr der eigenen triebhaften Wünsche auf die Nachbarn sowie der Deutung des schwerlastigen Über-Ichs im Zusammenhang mit ihrem Mutterintrojekt.

Hierzu sind zweierlei Einwände zu bedenken: einmal eine triebdynamische Interpretation dieses Gehalts wäre im gegenwärtigen floriden Stadium der Psychose unangemessen, belastend und gefährlich. Zur Rücknahme einer solchen Projektion bedarf es einer beträchtlichen Ich-Stärke, die die Patientin derzeit nicht hat. Zum anderen wäre eine Auseinandersetzung mit dem erdrückenden Gewissen und die Herstellung einer Balance zwischen altersadäquater Triebdynamik und mütterlich religiös geprägtem Gewissen in dem gegenwärtigen florid psychotischen Zustand kaum möglich.

3. Antwortmöglichkeit: Den paranoiden Inhalt und die Systematisierung respektierend, sagt der Therapeut: „Was halten Sie davon, wenn Sie den Nachbarn antworten: ‚Was geht Sie das denn an'?" Die Patientin denkt nach, nickt und sagt: „Das könnte ich vielleicht machen".

In ihrem Dilemma zwischen Autismus (Aufgeben des Objekts) und Fusion (Aufgeben des Selbsts), wie Mentzos diesen Grundkonflikt nennen würde, ist ihr damit ein Haltepunkt gegeben und sie kann die Chance wahrnehmen, ihre Privatwelt nach außen abzugrenzen. Sie würde gegenüber außen zu ihrer Beziehung mit dem Freund stehen, was sie auch möchte.

2. Mutistisch-autistische Parakonstruktion

Ein 24jähriger Patient mit katatoner Symptomatik ist seit Wochen fast ohne Sprache. Wenn eine Reaktion kommt, dann als einzelnes Wort nach langer Latenz. Ich-Konsistenz und Ich-Demarkationsverlust (Scharfetter 1986) haben bei ihm zu einem pathologischen Reaktionsmuster beigetragen, das die sprachliche Kommunikation meidet. Für die Therapie ist es erforderlich, daß ein Medium gefunden wird, bei dem ein menschliches Gegenüber in den Hintergrund tritt, denn dieses würde jeweils die Ich-Grenzen überfahren können und den Mangel der Subjekt-Objekt-Trennungsfähigkeit akzentuieren.

In der Therapie machten wir uns neben der sorgfältigen Einstellung auf Neuroleptika die Beobachtung aus unserer Computermaltherapie mit Schizophrenen (Hartwich, Brandecker 1994, 1997) zunutze, daß, ähnlich wie bei manchen Autisten, auch autistisch Schizophrene leichter mit dem Computer „kommunizieren" können als mit einem menschlichen Gegenüber. Da der Patient früher schon Computerspiele kennengelernt hatte, sind ihm manche Funktionen vertraut und er erfaßt das Malprogramm zunächst in seinen Grundzügen. Die rechte Hand ist durch die zeitweilige Bewegungsstarre allerdings eingeschränkt. Er bevorzugt geometrische Grundformen wie Kreise, Ellipsen, Rechtecke und hält sich an der vorgegebenen Strukturierung des Malprogramms fest.

Auf einem der ersten Bilder ist ein Eulenwesen dargestellt, zu dem er keine sprachliche Äußerung gibt. Der Patient ist Stimmen ausgesetzt, die von „Gestalten" kommen, die ihm Böses wollen. Das Angebot, in Einzelsitzungen am Computer zu malen, kann er überraschenderweise relativ häufig wahrnehmen, während er sonst zu den einfachen Verrichtungen des Alltagslebens nur mühsam zu bewegen ist. In einer ganzen Reihe von Bildern wird es ihm über einen Zeitraum von vielen Wochen möglich, sein Erleben zum Ausdruck zu bringen und es zu betrachtbaren Objekten zu machen und auf diese Weise an seiner Ich-Demarkation zu bauen.

Wenn wir seinen Mutismus als pathologisch fehlgeleitete Schutzfunktion im Sinne einer Parakonstruktion auffassen, so bietet das Angebot zur Struktur über ein „gefühlsneutrales Computergegenüber" festigende Markierungen, die der rekonstruktiven Arbeit dienen. Das Ausdrücken seiner chaotischen Erlebnisse im strukturfördernden Medium ist ein wichtiger, das Ich festigender Schritt. Am Ende der Sitzungen sind die Bilder, die der Farbdrucker ausgibt, konkrete gut gedruckte Objekte. Sie werden gerne an die Wand gehängt und können anderen gezeigt werden.

3. Megalomane Parakonstruktion

Ein 37jähriger Patient hat mehrere Krankheitsschübe stationär und ambulant durchgemacht. Neben Unruhe, Sprunghaftigkeit und Ideenflucht bestehen überwiegend Größenideen. Er ist der große Dichter, der große Künstler, pseudogeniale Entwürfe quellen kurzlebig aus ihm heraus, mit grandioser Zudringlichkeit versucht er die Umgebung zu überzeugen. Zu seiner schon lange fluktuierenden Symptomatik gehören Rhythmusbeeinträchtigung, Paraordnung und unkoordinierte Bewegungsabläufe.

Die beiden Faktoren: 1. psychotische Desintegration und 2. die Erfahrung der Wertlosigkeit in seiner Lerngeschichte als Jugendlicher – er war von den Eltern an eine Pflegefamilie weggegeben worden, war dort, wie er sagt, „das letzte Rad am Wagen" – haben wesentlich dazu beigetragen, daß seine Parakonstruktion megalomane Züge trägt. Der unmittelbare Weg von der Parakonstruktion zur Rekonstruktion in die Realität bestünde im Loslassen der Größenideen, um auf einem der rezidivierenden Psychose und der Beeinträchtigung angemessenen Niveau leben zu lernen. Dieses in kurzer Zeit allein durch Neuroleptika und psychotherapeutische Gespräche zu erreichen, ging und geht nicht. Warum? Würde man dem Patienten seine Größenideen nehmen wollen oder würde der Therapeut ihn mit der Interpretation einer maniformen Abwehr seines Insuffizienzerlebens unmittelbar konfrontieren, dann würde er sehr hart auf den Verlust seiner Lebensqualität und Zukunftshoffnung gestoßen werden. Wie sollte er damit umgehen? Das in seinem Inneren festgesetzte Unwertgefühl würde überhandnehmen und ihn in den Suizid drängen können. Um adäquate Schritte in Richtung Rekompensation einleiten zu können, gehen wir wieder über ein Medium. Bildermalen oder ähnliches wäre hier zu schnell und flüchtig. Wir arbeiten mit ihm am Marmorstein. Das ist ein hartes, stark strukturgebendes Medium, das eine Auseinandersetzung über Wochen unter Einsatz des ganzen Körpers erfordert.

Zunächst soll sein Marmorstein etwas ganz Besonderes werden, nämlich der Kopf des Sokrates. Er geht nicht ungeschickt damit um, lernt in der Marmorprojektgruppe unter einem gewissen Gruppendruck, angeleitet durch einen professionellen Marmorbildhauer, die erforderliche Grundtechnik schnell. Er läßt sich auf die Härte, die Langsamkeit und die Bewegungsform relativ ausdauernd ein, wobei er nicht so viel redet wie sonst. Bei dem vierwöchigen Kursus in den Gartenanlagen unserer Klinik gelingt es ihm, ca. zwei Wochen täglich bis zu fünf Stunden dabeizubleiben. Es entsteht die Vorgestalt einer Skulptur; diese hebt sich allerdings nicht von dem ab, was die anderen 12 Teilnehmer der Projektgruppe formen. Plötzlich, wie er sagt, von der Fülle seiner dichterischen Ideen gedrängt, verlangt er gegen unseren Rat die Entlassung. Allerdings kommt er schon nach zwei Tagen in dekompensiertem Zustand zurück, hat nicht geschlafen, redet verworren, Gedanken reißen ab, akustische Halluzinationen quälen ihn. Nach einigen Tagen erhöhter neuroleptischer Therapie ist er schon so weit rekompensiert, daß er noch für ca. eine Woche an der Marmorprojektgruppe mitmachen kann und sie auch beenden möchte. Er nimmt die Arbeit an seinem Stein wieder auf.

Was ist geschehen? Das harte Medium verlangt handwerkliches Können, Ausdauer, Konzentration und den Einsatz des ganzen Körpers. Es verlangt dem Anfänger in diesem Metier eine gewisse Bescheidenheit ab. Diese Erfahrung und der Vergleich mit den Steinarbeiten der Gruppenmitglieder hat ihn relativiert. Seine megalomane Parakonstruktion wurde ernüchtert. Zunächst flüchtete er, kam aber wieder. Die Faktoren: Gruppenkohäsion, Faszination der weißen Marmorkristalle und Strukturgebung lassen ihn die Arbeit an der Skulptur fortsetzen. Unter dem Blickwinkel unseres Vorgehens ist es ihm gelungen, einen Schritt auf dem schwierigen Weg zur Rekonstruktion im Sinne der Wiederherstellung seines Realitätsbezuges vorwärts zu gehen. Ärger und Enttäuschung, die er beim Lockern der megalomanen Parakonstruktion erlebt, kann er in den Stein hineinschlagen und dabei seine aggressive Spannung entladen.

Bei den drei Beispielen gehen wir davon aus, daß die erlebte Zerfallsgefahr Schutz- und Kompensationversuche in Gang setzt, die sich in *unterschiedlichen Parakonstruktionsebenen* manifestieren, die die Kranken aufgrund ihrer vielfachen Störungen, insbesondere im kognitiven Bereich, nicht selbst in echte Rekonstruktionen und realitätsnahe Bezüge überführen können. Für die Therapie ist es wichtig, das jeweilig angemessene Medium für den einzelnen Patienten in der gerade gegenwärtigen Situation zu finden; dieses hängt sowohl von individuellen Beeinträchtigungen und Bedürfnissen des Patienten als auch von der jeweiligen Parakonstruktionsebene ab. So geht es auf der Parakonstruktionsebene der Wahnentwicklung um Strukturanregungen für Autonomiebestrebungen. Bei der mutistisch-autistischen Parakonstruktion werden strukturgebende, nichtsprachliche und nicht-persönliche Medien, beispielsweise der Computer, verwendet. Bei der megalomanen Parakonstruktion wird die Auseinandersetzung mit harten Medien vorgeschlagen, die eine Struktur stark vorgeben, z. B. die Arbeit am Stein unter Einsatz des Körpers.

Literatur

Benedetti G (1992): Psychotherapie als existentielle Herausforderung. Vandenhoeck & Ruprecht, Göttingen

Bleuler E (1911): Dementia praecox oder Gruppe der Schizophrenien. Deuticke, Leipzig - Wien

Broen WE, Storms LH (1967): A theory of response interference in schizophrenia. In: Maher BA (ed) Progress in experimental personality research. Academic Press, New York - London

Freud S (1976): Jenseits des Lustprinzips. GW Bd. 13, 8. Aufl. S. Fischer, Frankfurt am Main

Hartwich P (1980): Schizophrenie und Aufmerksamkeitsstörungen. Zur Psychopathologie der kognitiven Verarbeitung von Aufmerksamkeitsleistungen. Springer, Berlin - Heidelberg - New York

Hartwich P (1983): Kognitive Störungen bei Schizophrenen. Nervenarzt: 54, 455-466

Hartwich P (1986): Abwehr. In: Müller C (Hrsg.) Lexikon der Psychiatrie. Springer, Berlin - Heidelberg - New York

Hartwich P (1996): Praktische psychotherapeutische Vorgehensweisen bei schizophrenen und schizoaffektiven Psychosen. In: Hartwich P et al (ed) Pharmakotherapie und Psychotherapie bei Psychosen. Wissenschaft & Praxis, Sternenfels - Berlin

Hartwich P, Brandecker R (1994): Maltherapie an Bildschirm und Computer bei psychotischen Erkrankungen. In: Ronge J (ed) Videounterstütztes Arbeiten in der klinischen Psychiatrie und Psychotherapie. Wissenschaft & Praxis, Ludwigsburg - Berlin

Hartwich P, Brandecker R (1997): Computer-based art therapy with inpatients: acute and chronic schizophrenics and borderline cases. The Arts in Psychotherapy 24, 4: 367-373

Ideler KW (1847): Der religiöse Wahnsinn. Schwetschke, Halle

Kernberg OF (1978): Borderline-Störungen und pathologischer Narzißmus. 2. Aufl. Suhrkamp, Frankfurt am Main

Mentzos S (1996): Psychodynamische und psychotherapeutische Aspekte endogener Psychosen. In: Hartwich P et al (ed) Pharmakotherapie und Psychotherapie bei Psychosen. Wissenschaft & Praxis, Sternenfels - Berlin

Rohde-Dachser C (1983): Das Borderline-Syndrom. 3. Aufl. Huber, Bern-Stuttgart-Wien

Scharfetter Chr (1986): Schizophrene Menschen. 2. Aufl. Urban & Schwarzenberg, München - Weinheim

Scharfetter Chr (1995): The self-experience of schizophrenics. Empirical studies of the ego/self in schizophrenics, borderline disorders and depression. Private publication, Zürich, ISBN 3-9520832-1-6

Stavros Mentzos

Psychoanalytisch orientierte Einzeltherapie bei schizophrenen Psychosen im Rahmen des Frankfurter Psychoseprojekts (FPP)

Sigmund Freud hat zwar wichtige Beiträge zur Psychodynamik der Schizophrenie geliefert (welche in den letzten Jahren sogar eine erneute Aktualität erlangten). Dennoch war er im Hinblick auf die therapeutischen Möglichkeiten der Psychoanalyse bei den Psychosen sehr zurückhaltend, weil er davon ausging, daß hier keine regelrechte Übertragung – eine der Hauptvoraussetzungen zur Entwicklung eines psychoanalytischen Prozesses – entstünde.

Heute wissen wir, daß in Wirklichkeit psychotische Patienten von Anfang an eine sehr intensive Übertragungsbeziehung entwickeln, welche mit Hilfe einer modifizierten Technik auch in der Therapie der Psychosen mit Erfolg genutzt werden kann. Unabhängig aber von dieser späten Einsicht in die Wichtigkeit der psychotischen Übertragung gab es viele Psychoanalytiker schon der ersten Generation, welche therapeutische Behandlungen bei Psychosen vornahmen. Allerdings ging es bei diesen psychotherapeutischen Bemühungen mehr um eine „Stütze" des (angeblich oder tatsächlich) „schwachen" psychotischen Ichs. So z. B. bei Paul Federn, der davon ausging, daß die Psychose auf einer mangelhaften (Libido-)Besetzung und daraus resultierenden Durchlässigkeit der Ich-Grenzen basiere (1943). Andere Therapeuten, wie Sullivan oder Frieda von Reichmann legten aber doch Wert auch auf Einsicht und Verständnis des Patienten. Später wagte man auch auf die Übertragungs- und Gegenübertragungsbeziehung zu fokussieren (etwa bei Searles (1965) bei Rosenfeld und anderen Kleinianern, bei den Vertretern der britischen Objektbeziehungstheorie, bei Benedetti usw.).

Im Laufe des Jahrhunderts wechselten öfters Zeiten des optimistischen Engagements für die Psychotherapie bei der Schizophrenie mit solchen der resignativen Zurückhaltung. So ist man heute in den USA, im Gegensatz zu der Situation in den 50er und 60er Jahren, in dieser Hinsicht zurückhaltender und bescheidener geworden, zumal in Anbetracht der Erfolge der biologischen Psychiatrie. In Europa wiederum ist im Vergleich zu früher eher ein stärkeres und ein reges Interesse an psychoanalytisch orientierten langfristigen Einzeltherapien zu beobachten. Dabei bestehen aber freilich deutliche Unterschiede, welche zum großen Teil mit Unterschieden in den Konzeptionen und Modellen der Ätiologie und Psychodynamik der Psychose zusammenhängen. Aus diesem Grunde werde ich im folgenden – bevor ich die von uns innerhalb des Frankfurter Psychoseprojektes angewandte therapeutische Technik darstelle – das psychodynamische Modell der Psychosen skizzieren, auf das diese Therapie aufbaut.

Defekt versus Dilemma

Psychosen imponieren auf den ersten Blick als (schwere) Ich-Erkrankungen, das heißt als solche, bei denen die Wahrnehmung, die Realitätsprüfung, die Differenzierung zwischen Selbst und Nichtselbst und andere wichtige Ich-Funktionen gestört oder sogar aufgehoben sind. Bei den Neurosen dagegen steht der Konflikt im Vordergrund, so daß ein neurotischer Patient nicht an Wahrnehmungsstörungen leidet und sehr wohl zwischen Selbst und Nichtselbst unterscheiden kann usw.

Bei einer intensiveren Beschäftigung mit psychotischen Patienten (z. B. bei längerfristigen Behandlungen) wird jedoch bald deutlich, daß solche Verzerrungen der Realität und solche Verwischungen der Grenzen für Psychosen zwar charakteristisch sind, daß aber ihre bloße Feststellung und Beschreibung noch nicht das Wesentliche trifft. Je mehr man auf die Widersprüchlichkeiten, die Ambivalenzen und insbesondere die Ambitendenzen zwischen extremen Polen aufmerksam wird, desto mehr beginnt man den psychotischen Patienten nicht so sehr und nicht nur als einen Ich-Geschwächten, sondern auch als einen Menschen zu sehen, der in unlösbaren Antinomien verfangen ist und der im Spannungsfeld dilemmatischer Konstellationen steht:

Wenn ein Patient z. B. das eine Mal sich als Gott empfindet und das andere Mal als Teufel, so ist der heuristische Wert einer Betrachtungsweise, die hierin bloß eine Wahrnehmungsstörung konstatiert, bedeutend geringer als eine Sichtweise, welche die darin enthaltenen Gegensätzlichkeiten in ihrer Spezifität ziemlich ins Zentrum der psychodynamischen Überlegung stellt. Das Schwanken der Selbstdarstellung, ob man also sich als gottähnlich oder dem Teufel ähnlich sieht, stellt kein zufälliges Produkt einer elementaren Wahrnehmungsstörung dar; dasselbe gilt für das Schwanken der Wahrnehmung und Einschätzung des Anderen zwischen „gut" und „böse"! Eine gezielte, bewußte Konzentrierung auf diesen Fokus ist nun deswegen erforderlich, weil die extremen Gegensätzlichkeiten (z. B. das schnelle Abwechseln zwischen Abweisung des Objektes einerseits und seiner totalen Vereinnahmung andererseits) meistens nur in akuten Stadien oder nur in bestimmten Phasen innerhalb der Übertragung- und Gegenübertragungsdynamik direkt beobachtbar sind. Für gewöhnlich bleiben die Gegensätze zunächst unsichtbar, weil sie abgewehrt worden sind – etwa im Sinne einer Extremisierung bzw. einer einseitigen „Lösung". Dabei überwiegt entweder der narzißtische Rückzug oder umgekehrt die fusionelle Tendenz, die Verschmelzung mit dem Objekt. Zu diesen Extremisierungen kommen dann auch die dazwischenliegenden „Kompromißlösungen", welche sowohl Distanzierung als auch Bezugnahme implizieren – so etwa der Verfolgungswahn, bei dem die Abweisung und die Vermeidung des Verfolgers mit der Kontaktaufnahme innerhalb der Verfolger-Verfolgter-Beziehung amalgamiert werden. Beides, Extremisierungen und Kompromißlösungen dieser Art verraten indirekt letztlich das zugrundeliegende Dilemma, den unauflösbaren Gegensatz zwischen selbstbezogenen und objektbezogenen Tendenzen.

Unsere Fokussierung auf dieses Dilemmatische führt nun zu einer Relativierung der Wichtigkeit der Ich-Funktionsstörung als solche und – was noch viel wichtiger ist – sie kann auch für die Therapie relevant werden: So können therapeutische Interventionen, welche z. B. auch nur in der bloßen Benennung der Gegensätzlichkeit im Hier und Jetzt bestehen, unter Umständen eine Veränderung der „Funktionsstörung" bewirken (siehe weiter unten klinisches Beispiel). Relativiert wird übrigens die Bedeutung dieser „Ich-Funktionsstörung" und des defektorientierten Modells der Psychose überhaupt, auch schon davor etwa durch Beobachtungen wie die folgenden: Eine schizophrene Patientin gibt während des Rohrschach-Versuches bei allen zehn Tafeln eine Reihe von grob pathologischen Antworten. Sie erkennt in allen Tafeln sich selbst in bestimmten paranoid gefärbten Konstellationen. In der letzten bunten Tafel sieht sie sich selbst neben Jesus, die Tafel stelle das Jüngste Gericht dar. Nachdem die Patientin aber mit diesem ersten Durchgang fertig war, sagt sie: „... Oder wollen Sie etwas anderes hören?" Daraufhin gibt sie eine Reihe von völlig normalen, banalen, sogenannten vulgären Worten, wie ‚Knochenbecken ... zwei Bären... zwei Kellner ...' usw. Am Ende fügt sie hinzu: „... Aber wahr ist das, was ich Ihnen am Anfang gesagt habe!"

An diesem Beispiel zeigt sich, daß die Patientin sehr wohl die Welt in derselben Weise wie die Mehrheit der Menschheit sehen kann. Aus einem bestimmten Grund zieht sie es jedoch vor, die Welt auf eine andere Weise zu sehen. Die sogenannte „Ich-Störung" steht, wenigstens in diesem Fall, im Dienste einer anderen bewußten oder unbewußten „Absicht".

Aufgrund solcher und ähnlicher Beobachtungen sieht man sich veranlaßt, sein Augenmerk jetzt vermehrt auf solche offensichtlich vorhandene defensive und Kompensationsmechanismen zu richten, Mechanismen, die zu einem großen Teil durch das Unbehagen und die Angst angesichts der oben erwähnten Widersprüchlichkeiten und Dilemmata mobilisiert werden. Da die möglichst größte Widerspruchslosigkeit im Selbst, also die Selbstkohäsion des Menschen teuerstes Gut zu sein scheint, für dessen Gewinnung und Erhaltung man alle möglichen Opfer bringt, ist es nicht abwegig, wenigstens hypothetisch anzunehmen, daß die einzelnen sogenannten Störungen der Ich-Funktionen wenigstens teilweise als solche psychotische Abwehr-, Schutz- und Kompensationsmechanismen zu begreifen sind, welche diese Kohäsion zu „retten" oder wenigstens jene schreckliche Angst vor dem Auseinanderfallen des Selbst zu mildern versuchen.

Tatsächlich läßt sich auch empirisch und statistisch sichern, daß z. B. die diffuse Ängstlichkeit der akuten Psychose sich in dem Maße zurückbildet, indem sich z. B. ein Verfolgungswahn entwickelt, welcher wahrscheinlich nicht nur eine Konkretisierung der Angst, sondern auch eine Kompromißlösung des eben dargestellten Dilemmas zwischen Objektlosigkeit einerseits und Fusion mit dem Objekt andererseits darstellt und somit der notdürftigen Erhaltung der Selbstkohäsion dient.

Oder ein anderes Beispiel: Die Privatsprache der Schizophrenen kann man – psychodynamisch betrachtet – nicht so sehr als Resultat eines Ich-Defektes und einer Störung der symbolischen Systeme sehen, sondern als einen elementaren Schutzmechanismus mittels einer Veränderung der symbolischen Systeme (analog der paranoiden Ausgestaltung im obigen Rohrschach-Test-Beispiel). Denn, wer eine Privatsprache spricht, ist nicht nur kommunikationsgestört, sondern gleichzeitig auch unerreichbar und dadurch geschützt vor dem intrusiven Objekt. G. Lempa hat in einem interessanten Beitrag diese Arbeitshypothese durch klinisches Material belegt.

Sogar für eine Reihe der sogenannten Minussymptomatik, welche üblicherweise als das eindeutigste Zeichen des Defektes angesehen wird, kann man gelegentlich eine defensive bzw. schützende Funktion vermuten. Auch dafür liefert das noch später zu diskutierende klinische Fallbeispiel bestätigendes Material.

Übrigens: eine solche Dynamisierung des Verständnisses des psychotischen Prozesses steht keineswegs im Widerspruch zu den deskriptiven klassifikatorischen Systemen von DSM und ICD, weil das Symptom als beobachtbares und operationalisierbares Phänomen bestehen bleibt. Lediglich eine defensive Bedeutung oder Funktionalität (bzw. Dysfunktionalität) dieses Symptoms wird hier hypothetisch angenommen. Und zweitens: wie noch zu erläutern sein wird, ist ein solches dynamisches Psychosenkonzept auch mit den Befunden der biologischen Psychiatrie der letzten 20 Jahre ohne weiteres kompatibel.

Versucht man nun in der Vielfalt psychotischer Bilder jenseits der einzelnen Symptome und Dynamiken einen gemeinsamen Nenner zu finden, so bietet sich ein bestimmter Typus des Dilemmas an, nämlich der Gegensatz zwischen selbstbezogenen versus objektbezogenen Tendenzen. Diese Tendenzen und ihre partielle vorübergehende Gegensätzlichkeit stellen eigentlich primär eine präexistierende universelle (antopologisch vorgegebene) Bipolarität dar. Denn schon die normale Entwicklung besteht – in ihren verschiedenen Stufen – aus aufeinanderfolgenden Integrationen dieser zwei Tendenzen, also der Tendenz zur Bildung eines selbständigen autonomen Selbst einerseits und der Herstellung und Aufrechterhaltung einer Bindung zum „Objekt“, andererseits, wofür auch die Befunde der Säuglingsforschung sprechen. Die normalerweise kontinuierlich stattfindende dialektische und konstruktive Aufhebung des Gegensatzes führt sowohl zu einer Bereicherung und Verstärkung des Selbst, als auch zu einer Vertiefung der Bindung. Im pathologischen Fall haben wir es aber mit einer Konfliktualisierung der Bipolaritäten zu tun. Solche Konfliktualisierungen können also z. B. sowohl durch eine Vulnerabilität (oder auch bloß durch eine Hypersensibilität?), welche die Input-Verarbeitung betrifft und/oder zweitens aber auch durch pathologische Beziehungen zum Primärobjekt entstehen, welche den oben erwähnten dialektischen Prozeß und die Integration sehr erschweren oder sogar unmöglich machen können. Diese hypothetische Konstruktion erfährt eine Unterstützung zunächst dadurch, daß die sich im Laufe der letzten 150 Jahre in der klinischen Psychiatrie herausgearbeiteten Syndrome, in einer sinnvollen Weise auf einer Achse aneinander reihen lassen, deren eines Ende den Selbstpol und das andere Ende den Objektpol repräsentiert. Offensichtlich kann die Festellung des Ausmaßes der Selbstpolnähe oder der Objektpolnähe der Abwehr- und Kompensationsmechanismen eine gute erste Differenzierung zwischen den einzelnen klinischen Bildern ermöglichen. In der Abbildung 1 werden einige der wichtigsten dieser Syndrome, vom Autismus bis zur psychotischen Fusion auf dieser senkrechten Achse angeordnet.

Ein zweites Argument: Bekanntlich werden viele psychotische Episoden (besonders auch die erste manifeste psychotische Erkrankung) durch bestimmte Ereignisse im Leben des Patienten „ausgelöst“. Bei einer differenzierten Analyse der Struktur solcher auslösenden Situationen fallen bestimmte gemeinsame Charakteristika auf, die recht bezeichnend sind und die unsere Hypothese zusätzlich stützen. Meistens sind es nämlich nicht irgendwelche unspezifischen Stressoren, nicht irgendwelche körperlichen und/oder seelischen Belastungen und Überforderungen, die zum Auslösen einer psychotischen Episode beitragen, sondern vorwiegend Veränderungen der Nähe bzw. Distanz zum Objekt. Es ist auch nicht zufällig, daß man in der älteren Psychiatrie z. B. von den „Verlobungspsychosen“ sprach, um mit diesem Schlagwort das häufig erste Auftreten einer Psychose bei jungen Frauen zum Zeitpunkt der tatsächlichen oder antizipierten Intensivierung einer Bindung zu charakterisieren. Auf der anderen Seite pflegten wir in der Hamburger Universitätspsychiatrischen Klinik der 60er Jahre im klinischen Jargon scherzhaft von der „englischen Krankheit“ von Mädchen und jungen Frauen zu sprechen, welche als Au-pair-Mädchen nach England gingen und kurz danach mit einer akuten Psychose zurückgebracht werden mußten. Hier gewann man den eindeutigen Eindruck, daß die Psychose durch diese erste einschneidende Trennung von der eigenen Familie ausgelöst wurde, sofern eine noch starke symbiotische Bindung bestand.

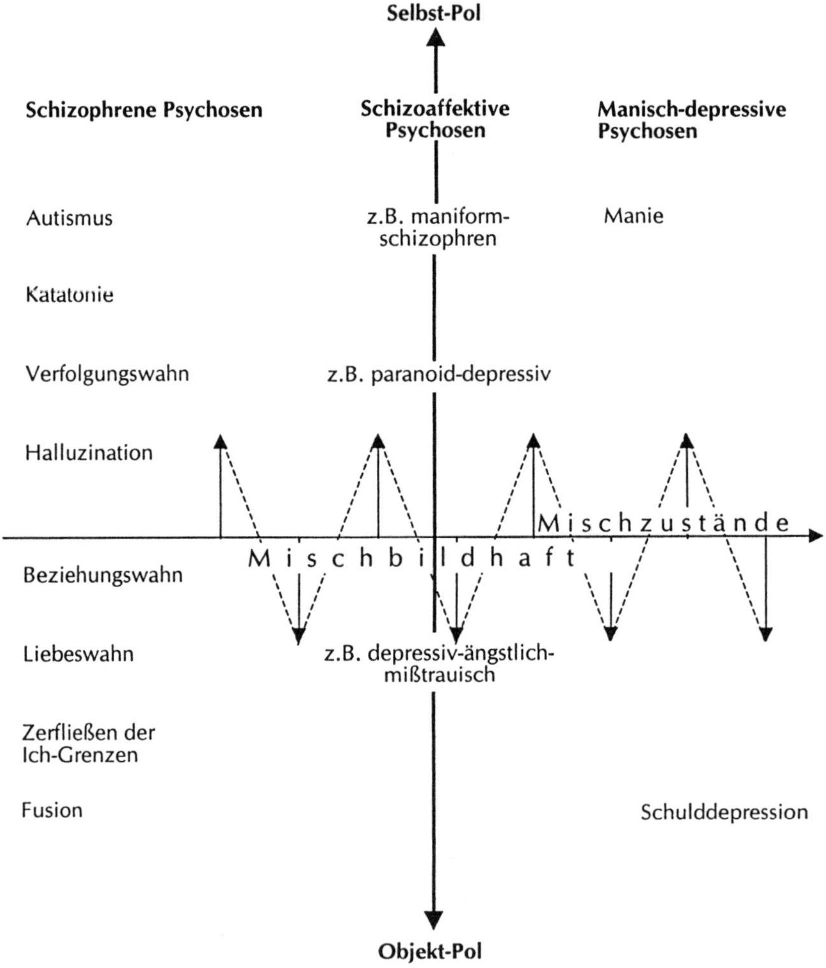

Abbildung 1: Einordnung psychotischer Bilder nach ihrer „Nähe" zum Selbst-Pol oder zum Objekt-Pol

Ein weiterer Vorteil des geschilderten psychodynamischen Modells ist, daß es in analoger Weise auch bei den affektiven Psychosen anwendbar ist. Hier scheint ebenfalls ein Dilemma vorzuliegen, jedoch ein Dilemma anderer Art. Hier geht es nicht, wie bei den schizophrenen Psychosen um Nähe und Distanz, um Unterscheidung zwischen Selbst und Nichtselbst, es geht nicht um die Antinomie zwischen Angst vor der Objektlosigkeit versus Angst vor dem Objekt, sondern um den (im Falle der Konfliktualisierung entstehenden) Gegensatz zwischen der autonomen Eigenwertigkeit und einer vom Objekt abhängigen, einer heteronomen Wertigkeit. In dem pathologisch rigid festgefahrenen Dilemma sieht es dann so aus, wie wenn entweder Ich oder der andere wertvoll sein kann. Dies zeigt sich besonders deutlich in dem Gegensatz der zwei sehr gut bekannten Extreme auf diesem Bereich (nämlich auf dem Bereich der Regulation des Selbstwertgefühls): Der depressive Patient erlebt sich, besonders in der Schulddepression, als den schlechtesten, den ärmsten und bedeutungslosesten Menschen in der Welt (Versündigungs-, Verarmungs- und Kleinheitswahn). Dagegen ist der manische Patient wahnhaft von seiner absoluten Größe, Potenz und hervorragenden Qualität überzeugt. Auch hier kann man vermuten, daß die ursprüngliche, die normale universelle Bipolarität in dem Gegensatz einer autonomen versus einer vom Objekt abhängigen Selbstwertigkeit besteht. Unter bestimmten psychosozialen und/oder biologischen Bedingungen kommt es aber zu einer Konfliktualisierung, die keine dialektische Aufhebung bzw. Integration innerhalb der zwei Pole dieser Bipolarität gestattet. Die unerträgliche Spannung des Dilemmas wird auch hier entweder durch Extremisierung, oder durch zwischen den Polen liegenden pathologischen Kompromißlösungen erreicht. Im ersten Fall handelt es sich um Unterwerfung des depressiven Patienten unter das internalisierte Objekt (insbesondere das Über-Ich), bzw. umgekehrt um die manische Selbstüberhöhung und Aufblähung. Das in Bezug auf die Depression Gesagte gilt übrigens vorwiegend für die Schulddepression, es gibt aber auch andere Fälle, die gleichsam mit anderen Mechanismen „arbeiten", so etwa mit der Idealisierung des Objektes, oder mit der Intensivierung der früheren symbiotischen Anhänglichkeit, wie bei der anaklitischen Depression (vgl. Mentzos 1995). Was wiederum die dazwischenliegenden pathologischen Kompromißlösungen betrifft, so handelt es sich z. B. um sogenannte „masochistische" Bilder und andere. Dieses Kriterium, also diese Unterscheidung je nach Art des Dilemmas ermöglicht also eine Differenzierung zwischen schizophrenen und affektiven Psychosen. Um es noch einmal klarzustellen: Bei den affektiven Psychosen geht es nicht um die Unterscheidung zwischen Selbst und Nichtselbst und nicht um die Fähigkeit zur Bindung mit dem Objekt ohne Selbstverlust und ohne Verschmelzung, sondern um die Frage einer autonomen Selbstwertregulation versus einer objektbezogenen fremdbestimmten Selbstwertregulation. Des weiteren kann man mit guten Gründen annehmen, daß bei den schizoaffektiven

Psychosen die erste grundlegende Entwicklungsaufgabe, also die Selbstobjektdifferenzierung, nur teilweise befriedigend gelöst wurde, daß aber die zweite wichtige Polarität bzw. das Dilemma zwischen autonomer Selbstwertigkeit und objektbezogener Wertigkeit noch völlig offensteht, so daß die Psychodynamik aus Elementen beider Bereiche gespeist wird.

Eine dritte Dimension

Sowohl in der Theorie als auch in der Klinik zeigt sich nun folgendes: Man ist zwar mit Hilfe der beschriebenen zwei Dimensionen in der Lage, viele psychotische Störungen voneinander psychodynamisch zu unterscheiden, aber dies gilt nur bis zu einem gewissen Punkt. Mit Hilfe nur der beschriebenen zwei Dimensionen kann man aber z. B. nicht adäquat zwischen produktiven und Minussymptomatik oder zwischen einem ideenreichen Megalomanen und einem ebenfalls selbstbezogenen aber „leeren" Autisten unterscheiden. Wir benötigen also eine weitere, eine dritte Dimension, welche eine dritte Polarität berücksichtigt. Es handelt sich um die ebenfalls zunächst normale, universelle Polarisierung zwischen Phantasiereichtum, analogem Denken, Expansionstendenz, Überstimulation, primären Denkprozessen einerseits und digitalem Denken, Phantasieeinschränkung, Fokussierung auf das Strukturierte, Entemotionalisierung, sekundäre Denkprozesse andererseits (siehe Abbildung 2 in der diese Dimension durch die Achse C-C′ repräsentiert wird). Nun kann eine Extremisierung in beiden Richtungen auch auf dieser Achse zum Zwecke der Abwehr und Kompensation gleichsam „eingesetzt" werden. Eine Extremisierung z. B. im Sinne einer, die Realitätsprüfung sprengenden Überstimulation und expansiven Phantasietätigkeit kann genau so gut wie umgekehrt eine massive Entemotionalisierung, eine Ich-Einschränkung, eine Rigidität und Verarmung im Dienste der Abwehr oder auch Kompensation stehen. Im Erstfall resultiert unter Umständen eine produktive psychotische Symptomatik, im zweiten eine Minussymptomatik. Auf dieser dritten Dimension gelingt also eine noch bessere Differenzierung zwischen verschiedenen psychotischen Bildern und dies nicht nur bei der Schizophrenie, sondern auch bei den affektiven Psychosen – so etwa bei der Differenzierung zwischen einem dem Pol C naheliegenden megalomanen, expansiven manischen Zustand und dem klinischen Bild, was man früher die „leere" Manie nannte (in der Nähe des C′-Pols).

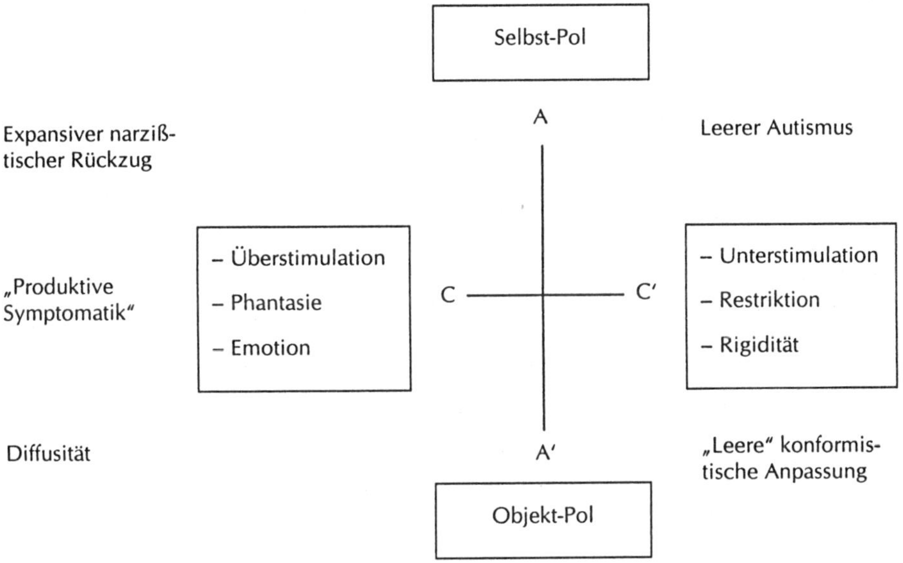

Abbildung 2: Beziehungsdimension (A-A') und Ich-Funktionsdimension (C-C')

Primäre und sekundäre circuli vitiosi der psychotischen Dynamik

Bei vielen, durch ungünstige Erfahrungen, Traumatisierungen und andere psychosoziale Faktoren mitbedingten psychischen Störungen trifft zu, daß sie unter Umständen oft, umgekehrt, durch neue, diesmal positive, Erfahrungen gebessert oder sogar aufgehoben werden können. Bleiben aber solche neue, im positiven Sinne alternative Erfahrungen aus, so ist die Wahrscheinlichkeit einer günstigen Wendung und Entwicklung sehr gering. Dies ist auch bei der Entwicklung schizophrener Erkrankungen leider meistens der Fall, und zwar aufgrund eines fast regelmäßig entstehenden circulus vitiosus: Der hier vorliegende Mangel an ausreichender Selbst-Objekt-Differenzierung, der eigentlich durch für den Betreffenden neue Beziehungserfahrungen hätte gebessert oder sogar aufgehoben werden können, bleibt in Wirklichkeit bestehen, weil die psychotischen defensiven Mechanismen, sei es in Richtung der selbstbezogenen oder in Richtung der objektbezogenen Abwehr, genau solche Beziehungserfahrungen blockieren oder verunmöglichen. Ich nenne dies den primären circulus vitiosus (siehe Abbildung 3). Wie wenn dies nicht verhängnisvoll genug gewesen wäre, pfropfen sich darauf nun sekundäre circuli vitiosi (siehe Abbildung 4). Die eben geschilderten defensiven Mechanismen und insbesondere die in ihnen implizierte Vermeidungshaltung führen zu einer progredienten Minderung der sozialen Kontakte und zu einem Verlernen sozialer Kompetenzen. Dies wird später womöglich auch von nunmehr neuroanatomisch faßbaren Veränderungen der zuständigen neuronalen Systeme begleitet. Das heißt, daß zu den vorgegebenen biologischen Mangelhaftigkeiten auch nunmehr sekundäre, gleichsam „psychosomatische" Veränderungen hinzukommen, welche neue, adäquate Beziehungserfahrungen noch unwahrscheinlicher machen. Eine solche dynamische Auffassung des Gesamtgeschehens läßt die Annahme zu, daß es sich bei den früher sogenannten „endogenen Psychosen" um die Psychosomatosen des Gehirns handelt, und zwar im Sinne des Terminus (Psychosomatose) innerhalb der allgemeinen Psychosomatik. Auch dort geht man davon aus, daß ein vorgegebener biologischer Faktor, sofern er auf eine spezifisch ungünstige psychosoziale Konstellation trifft, zur Entstehung einer psychischen Störung führt, welche sich ihrerseits auf den Körper, in diesem Fall auf die zuständigen neuronalen Systeme (negativ) zurückwirkt.

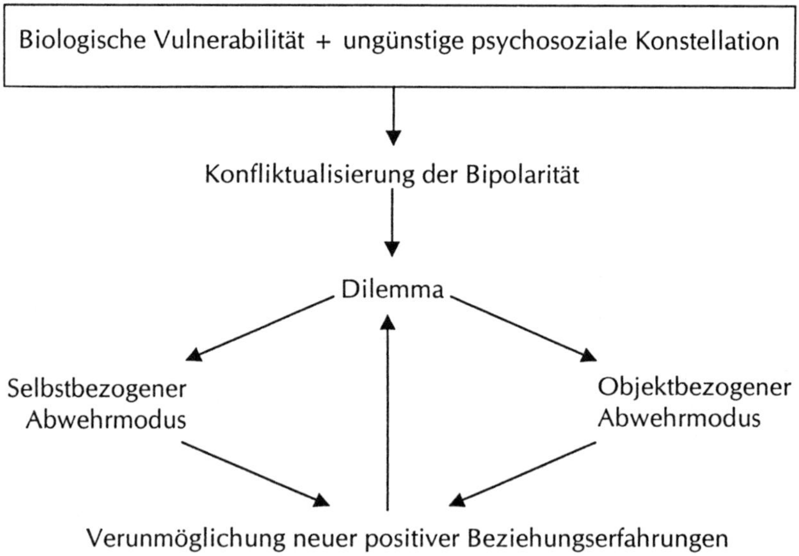

Abbildung 3: Der primäre circulus vitiosus bei der Schizophrenie

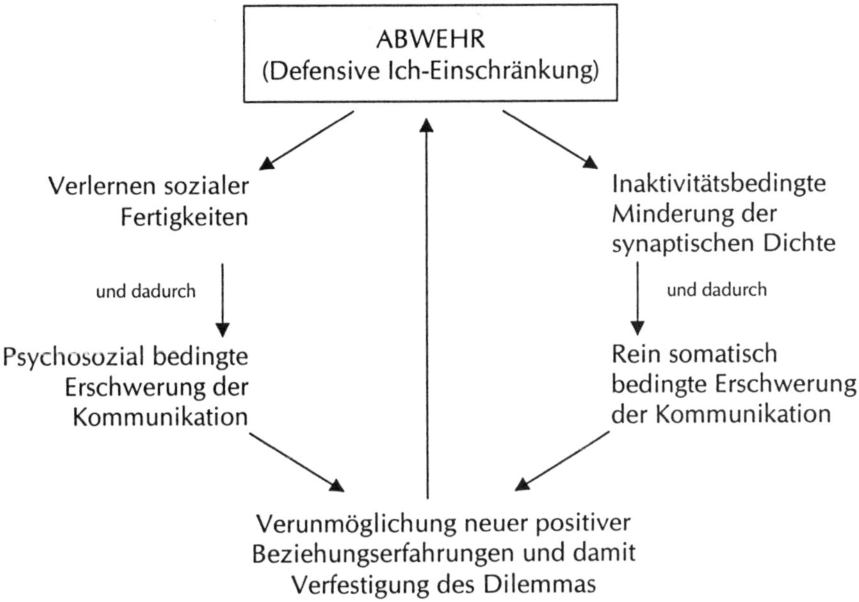

Abbildung 4: Die sekundären circuli vitiosi

Ein klinisches Beispiel: Der schizophrene Biologiestudent

Der heute 27jährige Mann bot schon als Kind gewisse Auffälligkeiten. Obwohl er offensichtlich recht intelligent und in der Schule erfolgreich war, neigte er oft dazu sich zurückzuziehen und litt unter angedeuteter Ängstlichkeit. Als in der Spätpubertät die Auffälligkeiten deutlicher wurden, konsultierte man verschiedene Psychiater und Psychologen, die sich jedoch zunächst nicht über die Diagnose einigen konnten, obwohl sie doch den eindeutigen Verdacht auf eine beginnende schizophrene Psychose äußerten. Während des Abiturs trat jedoch die psychotische Störung deutlicher hervor. Den ersten Kontakt mit mir veranlaßten die Eltern des Patienten, die besonders durch die abwechselnde Schroffheit im Verhalten des Patienten – und zwar ziemlich scharf abgetrennt mal gegen die Mutter und mal gegen den Vater gerichtet –, aber auch durch das schon während des Abiturs deutlich gewordene Nachlassen der Leistungen stark beunruhigt waren. Der Patient blieb auch lang im Bett, manchmal bis zum Mittag. Bei dieser ersten Konsultation waren auch schon angedeutete Beziehungsideen faßbar, wenn auch das klinische Bild vorwiegend durch das fast zwangsneurotisch anmutende Bemühen des Patienten geprägt war, sein – wie er sagte – „abgleitendes Denken", sowie seine schlechte Motivation im begonnenen Studium mit Hilfe formelhafter Autosuggestionen zu verbessern. Ich schlug ihm zunächst eine 25stündige Behandlung mit einer Stunde wöchentlich vor und er nahm mein Angebot an. Während dieser Stunden beschränkte ich mich vorwiegend auf aufmerksames und einfühlsames Zuhören mit nur wenigen und meistens nicht deutenden Interventionen. In dieser Konstellation, in der ich die „Funktion" eines wenn auch nur externen aber dafür konstanten, einfühlsamen, zugewandten und „distanziert engagierten" (also nicht intrusiven) Objektes innehatte, machte der Patient offenbar eine ihm bis dahin relativ neue Beziehungserfahrung, die ihm gut tat. Sein Zustand besserte sich und nach Abschluß dieses Behandlungsabschnittes erklärte er, daß er jetzt zunächst einmal allein versuchen wollte, ein guter Student zu werden. Ihm ist es auch tatsächlich für die Dauer von 2 bis 2 ½ Jahren gelungen, in seinem Studium voranzukommen, er lebte jedoch relativ isoliert, hatte nur Kontakt zu seinen Eltern und fühlte sich, wie er mir später berichtete, stark eingeengt, unfrei und eingeschränkt. Dann sei er aber in eine Art Verliebtheit (zu einer Kommilitonin) geraten, entwickelte zunächst für einige Wochen ein expansives Stadium einer übertriebenen Selbstsicherheit, fühlte sich von den Zwängen befreit und konnte zum ersten Mal frei mit anderen Menschen kommunizieren sowie seine Gefühle zum Ausdruck bringen. Bald geriet er jedoch in einen mehr chaotischen Zustand der Diffusität, hatte Zweifel an seiner eigenen Identität, fühlte sich mal von dem einen, dann von dem anderen Bekannten oder Freund (also diesmal nicht nur von Mutter und Vater) in eigenartiger Weise „angezogen". Während der dann auf Veranlassung der Eltern erfolgten Stunde bei mir berichtete er, wie er zum Beispiel beim Mittagessen sich in dieser intensiven Weise von seinem Vater „angezogen" fühle; er müsse wie hypnotisiert die Hände seines Vaters beobachten und dann wisse er nicht, ob das seine oder des Vaters Hände seien. Er würde dann Angst bekommen und sich relativ schroff verhalten um sich damit vom Vater zu distanzieren. Während des Gespräches (nach der 2 ½jährigen Pause) beruhigte sich der Patient zunehmend und beim Sich-verabschieden wirkte er deutlich erleichtert, er wollte zu einem nächsten, vereinbarten Termin mit mir die evtl. Fortsetzung der Behandlung diskutieren.

Nach zwei Tagen erhielt ich einen Brief des Patienten, in dem er mich als einen inkompetenten und uneinfühlsamen und letztlich für den Patienten uninteressierten Therapeuten sowie als einen überhaupt schlechten Menschen anklagte. Der Brief war fast schroff und in einem Ton geschrieben, der im krassen Gegensatz zu der sonst höflich zurückhaltenden Art des Patienten stand. Offensichtlich wollte er mit diesem Brief die zwischen uns stattgefundene Annäherung wieder schnell rückgängig machen (also eine analoge Konstellation wie in der Beziehung zum Vater).

Nach weiteren vier Wochen meldete er sich am Telefon, entschuldigte sich etwas verschämt in einem kurzen Halbsatz für den Brief und bat gleichzeitig um einen neuen Termin. Ich habe den Patienten zunächst viermal gesehen in Abständen von 2 bis 3 Tagen. Er befand sich in einem recht wechselnden Zustand, den er selbst als eine starke innere Turbulenz bezeichnete. Einer neuen Freundin gegenüber habe er sehr wechselnde Gefühle: sie ziehe ihn an und stoße ihn ab. Besonders wenn ein anderer Mann dabei sei, wisse er eigentlich nicht, wer er selbst sei, welche Rolle er spiele, welche Position er einnehme oder einnehmen müsse usw. Es wurde auch deutlich, daß sein damaliges plötzliches Wegbleiben und der schroffe Brief die Bedeutung hatten, die ich vermutete (nämlich eine Distanzierung, weil er auch von mir in dieser eigenartigen Weise „angezogen" wurde). Obwohl der Patient diesmal nicht gleich wegblieb und obwohl die Gespräche ihm zu helfen schienen, waren wir uns bald einig, daß er zunächst eine kontinuierliche Hilfe brauche und deswegen auch bei ihm eine vorübergehende stationäre Behandlung erforderlich sei. Ich überwies ihn also in eine Psychotherapeutische Klinik, wo er für ca. zwei Monate auch mit Neuroleptika – wenn auch in relativ geringen Dosen – behandelt wurde (bis dahin hatte er jegliche Medikamente verweigert). Sein Zustand änderte sich soweit, daß er entlassen werden konnte. Bei unserem neuen Zusammentreffen war von der damaligen chaotischen Ambitendenz und von den angedeuteten Beziehungsideen nichts mehr zu merken. Der Patient wirkte aber lahm, antriebsgemindert, demotiviert und leicht depressiv. Er berichtete über Konzentrationsstörungen, er liege bis 14.00 h mittags im Bett. Seine früheren Techniken, um sich in Bewegung zu setzen, griffen nicht mehr. Er habe keine Kontakte, auch kein Interesse, jemanden anzurufen.

Für mich war es klar, daß nunmehr eine deutliche Minussymptomatik vorlag. Der Patient hatte vor, evtl. ein Wahrnehmungsübungsprogramm, welches ihm früher etwas geholfen hatte, bei einer Verhaltenstherapeutin seines Vertrauens zu wiederholen. Ich hatte ihn dazu eher ermuntert. Wir kamen aber gleichzeitig auch darauf zu sprechen, daß er, wenn er von den ihn jetzt quälenden Schwierigkeiten berichtete, sehr oft nicht von „Nicht-Können" sondern von „Nicht-Wollen" sprach. Von hier aus gelangten wir – wobei ich mich eher passiv und abwartend verhielt – zu der Vermutung, daß dieses aktive Nicht-Wollen wahrscheinlich das einzige jetzt Aktive bei ihm sei. In der zweiten und dritten Sitzung gab es dann Verbindungen zu früheren Zeiten eines solchen fast negativistischen Verhaltens, welches aber – wenigstens damals – eindeutig die Funktion hatte, Enttäuschungen vorwegnehmend vermeiden zu helfen. Schließlich wurde in der 5. und 6. Sitzung eine früher mir nicht so deutlich gewordene Selbstwertgefühlinstabilität erkennbar. Der Patient berichtete einmal über Größenphantasien (gottähnlich), dann aber auch über depressiv gefärbte Minderwertigkeits- und Selbstverkleinerungstendenzen. In den nächsten Sitzungen trat nun die Minussymptomatik deutlich zurück bei gleichzeitiger Zunahme der Instabilität in der Beziehung sowohl zu den Eltern als auch zu mir, wobei er sich aber jetzt halten konnte und nicht ins Chaotische abzugleiten drohte. Eine geringfügige Medikation mit Taxilan (das einzige, was der Patient bereit war zu nehmen) wurde zunächst beibehalten, später setzte er von sich aus auch diese Medikation ab. In dieser, jetzt ca. 20 Stunden dauernden zweiten Phase der Behandlung, hat sich sein Zustand einigermaßen stabilisiert. Es handelt sich um eine relativ ruhige Phase der Therapie, in der es möglich ist, gewisse kurzfristig auftretende „mildere" Manifestationen der „Nähe-Distanz"-Problematik differenzierter zu beobachten und präziser für den Patienten zu benennen. So berichtete er z. B. folgendes:

Gestern saß er in seinem Arbeitszimmer, als er aus dem Fenster sah, wie seine Mutter unten durch das Hoftor hereinkam. Er grüßte sie freundlich mit einer Handbewegung und sie grüßte zurück. Dabei hatte er ein gutes, warmes und „normales" Gefühl. Ein paar Minuten später, im belanglosen Gespräch mit der Mutter, spürte er aber diese ihm so gut bekannte Tendenz, der Mutter etwas besonders Gutes und Nettes zu sagen und gleichzeitig einen Widerwillen dagegen. Die Aversion wurde zunehmend größer, er wurde wortkarg und dann schroff, verließ das Zimmer, um Schlimmeres zu verhindern. Solche, aus dem Nichts entstehende unangenehme Zustände seien ihm gut bekannt; diese Gegensätze der Gefühle, Wünsche und Absichten führen zu einer verwirrenden Verlegenheit, einer Schroffheit und einer von anderen sicher nicht verstandenen Ablehnung. Es geht hierbei nicht nur um seine Eltern. Auch bei dem Hausangestellten kommt es oft vor, daß er freundlich und nett ist, den Zwang verspürt besonders freundlich und nett zu sein, um dann umzuschlagen, sozusagen scharf zu bremsen und mit einer Pseudoentschuldigung oder sogar auch einer schroffen Bemerkung das Zimmer zu verlassen.

In der letzten Sitzung erwähnte er mit Genugtuung, daß es ihm am gestrigen Abend zum ersten Mal nach langer Zeit gelungen ist, in einer Diskussion mit dem Vater diesem gegenüber eine gegenteilige Meinung zum Ausdruck zu bringen, ohne sich dabei verpflichtet zu fühlen, besonders nett und entgegenkommend zu sein. Auch eine zu Beginn dieser selbständigen, gleichsam autonomen Handlungsweise angedeutete Tendenz zu einem versöhnlichen Lächeln konnte er rechtzeitig unterdrücken!

Soweit zu dieser Kasuistik.

Erwähnenswert erschien mir dieser Abschnitt aus der Behandlung eines schizophrenen Patienten besonders deswegen, weil bei ihm aufgrund der Tatsache, daß eine eindeutige produktive Wahnsymptomatik (noch?) nicht entstanden ist und aufgrund der introspektiven Fähigkeit des Patienten bei der Schilderung seines Zustandes ich in der Lage war, die Ambitendenz, die Unsicherheit bei der Unterscheidung zwischen Selbst und Nicht-Selbst, die mangelhafte Selbst-Objekt-Differenzierung am besten zu beobachten. Zum zweiten erscheint mir bedeutsam, daß die Minussymptomatik instabil ist, bzw. durch die Therapie – an erster Stelle wahrscheinlich durch die neue Beziehungserfahrung mit einem zwar engagierten aber nicht intrusiven Partner, aber dann auch durch die vorsichtigen benennenden Interventionen – günstig beeinflußt werden konnte. Dies geschah allerdings oft auf Kosten einer dann erneut auftretenden Instabilität, welche sich jedoch jetzt in Grenzen hält.

Versuch einer kurzen Charakterisierung der im Rahmen des Frankfurter-Psychoseprojektes angewandten Technik bei der Einzelbehandlung von Schizophrenen

Aufgrund des im theoretischen Abschnitt Dargestellten läßt sich mit einer gewissen Berechtigung behaupten, daß psychoanalytisch orientierte Behandlungen bei Schizophrenen sich vorwiegend auf die Problematik fokussieren, welche in unserem Modell auf der Dimension bzw. senkrechten Achse A-A′ (Beziehungsdimension) repräsentiert ist. Die Übertragungs- und Gegenübertragungsbeziehung steht direkt oder indirekt ziemlich im Zentrum, obwohl sie selten, wenn überhaupt, verbal angesprochen wird. Dabei versucht man, durch die starke Abwehrmauer hindurch, neue Beziehungserfahrungen und somit eine Unterbrechnung des primären circulus vitiosus zu ermöglichen.

Die psychiatrische und sozialpsychiatrische Behandlung dagegen läßt sich besser unter Berücksichtigung der Dimension C-C′ bzw. der sekundären circuli vitiosi beschreiben. Obwohl auch hier zweifelsohne die Beziehung eine große Rolle spielt, fokussiert man doch auf die Folgen der psychotischen mit dem Ziel den sekundären circulus vitiosus zu verhindern oder ihn rückgängig zu machen. Die Neuroleptika unterdrücken die expansive Tendenz (dargestellt links auf der Achse C-C′). Die Antidepressiva und sonstige antriebssteigernde Mittel wirken dem „Abdriften“ nach rechts (C.) entgegen. In ähnlicher Weise versucht die Verhaltenstherapie diesem (nach unserer Überzeugung defensiven, nach Überzeugung der meisten Psychiater defektbedingten) Verlust der kognitiven Kompetenz entgegen zu wirken. Allen therapeutischen Methoden gemeinsam ist, daß sie – wenn auch an verschiedenen Stellen – den primären und den sekundären circulus vitiosus zu unterbrechen suchen. Dies gilt auch für die körperbezogenen Verfahren, für die Gestaltungstherapie usw., welche ja eine Wiederherstellung der Kommunikation über andere „Kanäle" intendieren. Das gleichzeitige Anwenden mehrerer Methoden ist also prinzipiell möglich, wie dies z. B. beim obigen klinischen Beispiel des Patienten, der zeitweise auch verhaltenstherapeutisch behandelt wurde, der Fall war.

Jedoch erneut auf die Hauptfrage in diesem Beitrag zurück:
Worin besteht die psychoanalytisch orientierte Behandlung? Bei der Therapie neurotischer Störungen handelt es sich um symbolisch inszenierte Interaktionen in der Übertragung. Bei der Behandlung von Psychosen geht es dagegen um ein mehr präsymbolisch agiertes, um ein Affekthandlungsmuster (Lempa) innerhalb der realen Beziehung zum Therapeuten. Elemente eines solchen Handlungsdialogs sind zwar in jeder Behandlung, auch bei neurotischen Patienten und auch bei nicht psychoanalytischen Verfahren, impliziert. Die Therapie psychotischer Störungen verlangt jedoch an erster Stelle diese spezielle therapeutische Technik. Nicht also die deutende und bewußtmachende Interpretation steht hier im Vordergrund (wie bei den Neurosen); sie wäre im Falle der psychotischen Patienten, wenigstens in den ersten Phasen, eher gegenindiziert. Sie würde den Patienten verwirren und unter Umständen auch für ihn schädlich sein. Die Übertragung wird also – mit wenigen Ausnahmen – nicht verbal gedeutet, sondern durch eine adäquate, sowohl engagierte, aber in gewisser Hinsicht auch distanzierte Haltung beantwortet. Dies ist deswegen schwierig, weil bei dem Patienten automatisch, auch innerhalb der Begegnung mit dem Therapeuten, die ihm früher einzig möglichen und auch damals zum psychischen Überleben notwendigen Reaktionsmuster mobilisiert werden. Dabei handelt es sich entweder um einen narzißtischen Rückzug oder umgekehrt um eine undifferenzierte globale Introjektion oder eine projektive Identifikation. Bei letzterem besteht das Abwehr-„Ziel" darin, sein Gegenüber, das Objekt, den Therapeuten, nicht als eine andere selbständige Person existieren zu lassen. Dieser (für den Patienten „gefährliche") Andere wird also entweder durch den narzißtischen Rückzug ignoriert, oder umgekehrt durch die Rückgängigmachung des Unterschiedes zwischen Subjekt und Objekt eliminiert. Die therapeutische Haltung einer geduldigen, einfühlsamen Zuwendung bei gleichzeitiger Einhaltung einer Neutralität und Respektierung der Person des Patienten ist die schwierige Aufgabe des Therapeuten von psychotischen Patienten. Erschwert wird diese Aufgabe auch durch die dann regelmäßig sich entwickelnde Gegenübertragung. Damit ist folgendes gemeint: Der Therapeut wird, wie schon oben dargestellt, vom Patienten entweder ignoriert oder total vereinnahmt oder pathologisch projektiv verändert. Der Therapeut kann dies alles nicht ohne weiteres leicht, ohne Wut, ohne Angst, ohne Verunsicherung, Verwirrung, Resignation ertragen. Versucht er

aber, sozusagen „überichhaft" sich zusammenzunehmen, um pflichtgemäß seine Aufgabe zu erledigen, so ist dies keine gute Lösung; sie kann allenfalls nur als ein kurzfristig akzeptables „kleineres Übel" angesehen werden. Die adäquate Verarbeitung dieser seiner heftigen Gegenübertragung erreicht er viel leichter, wenn er die Dynamik der Störung und der momentanen Interaktion verstehen kann. Dadurch gelingt es dem Therapeuten womöglich eine natürlichere Überwindung der Gegenübertragung. Dies ist auch für den Patienten sehr wichtig, weil er dabei eine neue Erfahrung in einer Beziehung macht. Bis jetzt hat er erfahren, daß das Gegenüber sein psychotisches Erleben und Verhalten entweder mit Flucht oder mit Aggression oder mit Verlassen oder mit Ratlosigkeit, Angst, Zwangsmaßnahmen usw. zu begegnen versuchte. Hier erfährt der Patient den Therapeuten als einen sowohl engagierten, als auch ihn, den Patienten, respektierenden Partner, der ihn trotz allem zu verstehen versucht. Daß es dabei auch zu überschießenden Gegenreaktionen von beiden Seiten kommt, welche nachträglich in der Art eines dialektischen Prozesses integriert werden können, ist kaum zu vermeiden und wahrscheinlich auch nicht anzustreben. Dies alles macht den Kern dessen, was man stichwortartig mit dem „Handlungsdialog" meint.

Dieser reicht allerdings allein nicht aus. Weitere zusätzliche Techniken sind erforderlich:

- die häufige Benennung insbesondere der emotionalen Aspekte innerhalb der Interaktion im Hier und Jetzt,
- das Umgehen der kommunikativen Sperre mittels gelegentlicher bildhafter Metaphorik,
- die Positivierung der psychotischen Symptomatik und der psychotischen Inhalte im Sinne von Benedetti,
- in späteren Phasen auch regelrechte Deutungen.

Nicht alle, einigermaßen motivierte und für die Einzelbehandlung geeignete schizophrene Patienten werden mit demselben therapeutischen Setting behandelt. Frequenz der Sitzungen, Einbeziehung der Übertragung und Gegenübertragung, Dauer der Sitzung und Länge der Gesamtbehandlung sowie andere Parameter können variieren. Aufgrund der bisherigen Erfahrungen könnte man die von uns praktizierten Settings in drei Gruppen, in Settings Typ A, in Settings Typ B und in Settings Typ C unterscheiden.

Beim Typus A handelt es sich um Sitzungen von ca. 30 Minuten Dauer alle drei bis vier Wochen über sehr lange Zeiträume, gelegentlich auch unbegrenzt. Bei einer solchen Behandlung herrscht eine leichte positive Übertragung, wobei weder sie noch ihr latentes Gegenstück, also die negative Übertragung, direkt verbal angesprochen werden. Meistens werden keine Deutungen gegeben und keine sonstigen gravierenden Interventionen unternommen. Es geht um die Kultivierung einer Beziehung, innerhalb derer der Patient respektiert und gleichzeitig engagiert begleitet wird. Offensichtlich gewinnt dabei der Therapeut im Laufe der Zeit die Funktion und den Wert eines, wenn nicht inneren, so doch stabilen Objektes, das es dem Patienten ermöglicht, sowohl die Selbst-Nichtselbst-Unterscheidung als auch eine Selbstwertgefühlregulation aufrechtzuerhalten. Die dabei fast immer notwendigen Medikamente werden in relativ niedrigen Dosen erforderlich.

Das Setting B impliziert eine Behandlung von einmal in der Woche 50 Minuten, für eine relativ beschränkte Zeit von ein bis vier Jahren. Hier kann die Übertragung auch gelegentlich direkt angesprochen werden, der Fokus liegt jedoch mehr auf Schwierigkeiten und Konflikten im psychosozialen Feld. Der Patient wird gleichsam wie ein „neurotischer" Patient behandelt.

Setting C: Hier erfolgt die Behandlung zweimal in der Woche 50 Minuten. Die Frequenz scheint aber nicht das Wichtigste zu sein. Wir haben nämlich in den letzten Jahren positive Erfahrungen auch mit Behandlungen von einmal pro Woche machen können, bei denen wir trotzdem von einem Setting Typ C sprechen, sofern eine „Tiefe" und Intensität erreicht werden, welche man sonst nur bei einer höheren Frequenz der Sitzungen beobachtet. Daß dies möglich ist, hängt wahrscheinlich auch mit der zunehmenden Erfahrung der Therapeuten bzw. mit der akkumulierten Erfahrung innerhalb des Teams zusammen. Wichtiger als die Frequenz ist die Tatsache, daß hier die Übertragung ziemlich in den Vordergrund gestellt, wenn auch, dem allgemeinen Prinzip des vorherrschenden Handlungsdialoges nicht ausdrücklich verbal gedeutet wird. Es handelt sich um längere (5 Jahre und länger) dauernde Behandlungen, bei denen man sich eine bessere Subjekt-Objekt-Differenzierung erhofft, und zwar durch eine bessere autonome Selbstidentität als auch eine Zunahme der Fähigkeit zu reiferen Objektbeziehungen.

Die Effektivität der geschilderten psychoanalytisch orientierten Einzelbehandlungen von Schizophrenen kann noch nicht mit statistisch gesicherten Ergebnissen nachgewiesen werden. Dennoch sind unsere Erfahrungen bis jetzt ermutigend. Zu den ursprünglich 40 Patienten aus den 80er und frühen 90er Jahren kommen jetzt Erfahrungen hinzu aus Supervisionen von zahlreichen Fällen von ca. 30 Kollegen, die sowohl im klinischen als auch im ambulanten Bereich des niedergelassenen Therapeuten tätig sind. Dabei zeigt sich, daß schon bei der Diagnostik das geschilderte (konflikt- bzw. polaritäts- oder dilemmaorientierte) Modell gute Dienste leistet, und zwar als eine Theorie, die die sinnvolle Einordnung einer recht großen Anzahl von diagnostisch relevanten Beobachtungen ermöglicht. Im Verlauf der Therapie zeigt sich, daß man mit niedriger dosierten Medikamenten auskommt und zweitens, daß die gelegentlich doch wieder einmal auftretenden psychotischen Episoden, die manchmal zu einer stationären Aufnahme führen, viel schneller zu überwinden sind. Schließlich, drittens, erlaubt das geschilderte Modell mit den drei Dimensionen bzw. Achsen sowie die Konstrukte der primären und der sekundären circuli vitiosi einen besseren Austausch (unter Umständen auch Zusammenarbeit) mit anderen, nicht psychoanalytischen Therapeuten. Es ist zu hoffen, daß diese integrativen Ansätze in der Zukunft weiterhin an Boden gewinnen werden.

Literatur

Benedetti G (1992): Psychotherapie als existenzielle Herausforderung; Vandenhoeck und Rupprecht, Göttingen

Federn P (1952): Psychoanalysis of Psychoses (1943) in Ego Psychology, ed E. Weiss, Basic Books New York

Freud S (1911): Psychoanalytische Bemerkungen über einen autobiographisch beschriebenen Fall von Paranoia (Dementia Paranoides), GWVIII, S. 240-316

Lempa G (1995): Zur psychoanalytischen Behandlungstechnik bei schizophrenen Psychosen. Forum der Psychoanalyse 11, S. 133-149

Mentzos S (1991): Psychodynamische Modelle in der Psychiatrie, Vandenhoeck und Rupprecht, Göttingen

Mentzos S (1992): (Hrsg): Psychose und Konflikt, Vandenhoeck und Rupprecht, Göttingen

Mentzos S (1995): Depression und Manie, Psychodynamik und Psychotherapie affektiver Störungen, Vandenhoeck und Rupprecht, Göttingen

Rosenfeld H (1981): Zur Psychoanalyse psychotischer Zustände, Suhrkamp, Frankfurt a. M.

Saerles HF (1965): Collected Papers and Schizophrenia and related subjekts, Intern. Psychoanalytic Libr.; The Hogerth Press, London

BURKHARD PFLUG

Zur Diagnostik und zum Verlauf schizophrener Erkrankungen

Krankheiten aus dem schizophrenen Formenkreis betreffen die Gesamtpersönlichkeit eines Menschen, die unter der Bedrohung des Zerfalls ihrer sie konstituierenden Funktionen steht. Denken, Affekt und Erleben sind sowohl untereinander als auch im Zusammenhang ihrer Komponenten gestört. Daraus resultiert eine Vielfalt an Symptomen, ihrer Ausprägung, Konstanz oder Inkonstanz, Variabilität und unterschiedlicher Kombinationen. Der diagnostische Schwerpunkt hängt von dem jeweiligen Krankheitskonzept ab, beginnend mit der Dementia praecox von Emil Kraepelin (1896) über Eugen Bleuler (1911), der den Begriff „Schizophrenie" prägte und Kurt Schneider (1967) mit der Unterscheidung von Symptomen ersten Ranges (Gedankenlautwerden, Stimmen – kommentierend, imperativ, dialogisch, – leibliche Beeinflussungserlebnisse – „Gemachtes" –, Gedankeneingebung, -entzug, -ausbreitung und Wahnwahrnehmung). Die Symptome zweiten Ranges sind alle übrigen Sinnestäuschungen, Wahneinfall und Affektstörungen. Weitere Modelle sind die strukturdynamische Interpretation von Janzarik (1968), das Konzept der Basisstörungen (Huber, Süllwold) und das Vulnerabilitätskonzept (Zubin und Spring), welches eine spezifische Vulnerabilität (Diathese) des Individuums postuliert, die unter belastenden Bedingungen (Streß) Ausgangspunkt für die Entwicklung (und auch das Rezidiv) einer schizophrenen Psychose wird. Epidemiologische Untersuchungen (Häfner) weisen darauf hin, daß dieses Verhalten auf eine genetische Disposition für eine lebenslang bestehende, im Ausmaß alters- und geschlechtsabhängig variierende Vulnerabilität für Schizophrenie zurückzuführen ist.

Da dieses Konzept die Bedeutung der Persönlichkeit und von Umwelteinflüssen berücksichtigt, also ein interaktionelles Modell darstellt, welches auch Übergänge und leichtere psychische Störungen im Umfeld der Schizophrenie einbezieht, nähert es sich von einer anderen Seite einem psychodynamischen verlaufs- und konfliktorientierten Modell an, wie es Mentzos vertritt.

Man begegnet bei den schizophrenen Erkrankungen äußerst komplexen und komplizierten Sachverhalten, die nach einer gewissen Ordnung verlangen, die durch Systematisierungen, Konstrukte, Modelle und Hypothesen geleistet wird. Diagnosen sind solche Konstrukte, die auf Konventionen bzw. einem Konsens von Fachleuten beruhen und Komplexitätsreduktion beinhalten. Sie dienen der Information (Forschung und Lehre) und dem Verstehen des Patienten als Ausgangspunkt für Behandlungsindikationen. Die Wertigkeit der verschiedenen Symptome für die Diagnosestellung ist nur im Zusammenhang mit der Persönlichkeit und der Lebensgeschichte eines Menschen zu erkennen. Dabei ist auf allgemeine Auffälligkeiten hinzuweisen, die von der Umgebung beobachtet, aber auch vom Patienten bemerkt und berichtet werden und infolge mangelnder Plausibilität und zunehmender Ratlosigkeit zum Arzt führen. Sie sind sowohl in Prodromalstadien anzutreffen, kennzeichnen aber auch Episoden und überdauernde Residualzustände.

Solche allgemeinen Auffälligkeiten sind:

- Leistungseinschränkung, -instabilität, -knick,
- Uncharakteristische Basisstörungen (vital-dynamische und kognitive Insuffizienz),
- Verhaltensauffälligkeiten (Ambivalenz, Verlust des Mitschwingens, Interessenverlust, Verwahrlosung, Manierismen, Unbeholfenheit, Umständlichkeit),
- Kommunikativer Rückzug (bis zum Autismus),
- Nähe-Distanz-Probleme,
- Derealisations- und Depersonalisationsphänomene,
- Verändertes Erleben von Wahrnehmungsfeldern in Intensität, Variabilität und Rhythmizität (Schmerz, Temperatur, andere Sinneseindrücke),
- Verlust der Ich-Grenzen (Transitivismus, Appersonierung),
- „Doppelte Buchführung".

Die Störungen des Denkens einschließlich der speziellen Auffälligkeiten der Sprache, Wahnphänomene, Wahrnehmungsstörungen, Veränderungen der Affektivität und der Psychomotorik führen dann zu der bekannten Einteilung der Schizophrenien in Subtypen.

Als häufige Symptome der Schizophrenien werden beschrieben:

- Fehlen an Einsicht
- Kritikverlust
- Affektstörungen
- Sozialer Rückzug
- Wahn
- Autismus
- Verwahrlosung
- Interessenverlust
- Akustische Halluzinationen
- Apathie, Antriebsverlust
- Formale Denkstörung (Lockerung, Abgleiten, Zerfahrenheit)
- Mißtrauen
- Gedankensperrungen
- Manierismen

In letzter Zeit wird den Affektstörungen (82 %) bei schizophrenen Patienten in verschiedenen Studien zunehmend Aufmerksamkeit gewidmet (Gaebel, Wölwer 1996).

Alle eingangs beschriebenen Konzepte haben etwas für sich, sind jedoch nicht ausreichend und führen eigentlich bei ganz strikter Anwendung vom Kern des Problems weg – diesen Kern trifft bei den Schizophrenien ja gerade die Frage nach dem Zusammenhang und der Interdependenz unterschiedlicher Funktionsbereiche und Ebenen, wobei sich deskriptive und interpretatorische Verfahren in einem konstruktiven Spannungsfeld ergänzen sollten.

Das gilt auch für die modernen Klassifikationssysteme ICD-10 und DSM-III-R/DSM-IV, die vor allem unter deskriptiven Gesichtspunkten entwickelt wurden. Sie entsprechen einer typologischen Klassifikation, bei welcher mittels operationalisierbarer Definitionen eine diagnostische Ordnung erreicht werden soll. Es werden auf der Basis deskriptiver Merkmalskataloge Ein- und Ausschlußkriterien formuliert und mittels einfacher operationaler Algorithmen verknüpft.

ICD-10

Einschlußkriterien

Symptome: mindestens eines der folgenden
(oder zwei bei geringer Ausprägung):

1. Gedankenlautwerden, -eingebung, -entzug, -ausbreitung
2. Kontroll- und Beeinflussungswahn, Gefühl des Gemachten, Wahnwahrnehmungen
3. Kommentierende/dialogische Stimmen
4. Anhaltender, kulturell unangemessener und unrealistischer Wahn

Oder mindestens zwei der folgenden:

5. Anhaltende Halluzinationen
6. Gedankenabreißen/Einschiebungen in den Gedankenfluß, Zerfahrenheit, Danebenreden, Neologismen
7. Katatone Symptome
8. „Negative" Symptome (Apathie, Sprachverarmung, verflachter/inadäquater Affekt), nicht durch Depression verursacht!

Dauer: deutliche Symptome für mindestens einen Monat

Ausschlußkriterien:

Ausgeprägte depressive/manische Symptome
Hirnerkrankungen
Intoxikation/Entzug

DSM-IV

Einschlußkriterien:

Symptome bizarrer Wahn oder kommentierende/dialogische Stimmen
oder mindestens zwei der folgenden:

1. Wahn
2. Halluzinationen
3. Desorganisierte Sprache
4. Desorganisiertes oder katatones Verhalten
5. Negativsymptome (Affektverflachung, Alogie, Abulie)

Zusätzlich: Absinken der Leistung in Bereichen wie Arbeit, soziale Beziehungen und Selbständigkeit Dauer: 6 Monate zumindest Teilsymptomatik einschließlich Vollsymptomatik für mindestens einen Monat **Ausschlußkriterien:** Affektive/schizoaffektive Störung Medikamentöse oder organische Verursachung der Störungen

Solche diagnostischen Kriterien schizophrener Erkrankungen nach ICD-10 und DSM-IV zeigen, daß überall Kurt Schneider hindurchschimmert mit seinen „Erstrangsymptomen" (Stimmen, Wahnwahrnehmungen, Beeinflussungserleben) als sogenannte „Positivsymptome". Sogenannte „Negativsymptome" entsprechen ätiopathogenetisch keinem einheitlichen Konstrukt. Sie können auch bei verschiedenen anderen psychischen Erkrankungen auftreten.

Die deskriptive Methode, die der ICD-10 und dem DSM-System zugrunde liegt, besteht in einer Beschreibung und Zusammenstellung von Symptomen zu klinisch-diagnostischen Leitlinien und versucht den theoretischen Implikationen zu entgehen. Sie soll sowohl für den allgemeinen Gebrauch in der Klinik und in den Gesundheitsdiensten, sowie zu Ausbildungszwecken bestimmt sein; eine zusätzliche Version der ICD-10 gibt Forschungskriterien im Zusammenhang mit den klinisch-diagnostischen Leitlinien an.

Die Reduktion eines hochkomplexen Geschehens auf eine deskriptive Ebene ist jedoch nur dann zulässig und stellt einen Erkenntnisgewinn dar, wenn neben den Möglichkeiten (z. B. internationale Vergleichbarkeit, Ausgangspunkt für Forschungsstrategien, Verlaufs- und Therapierichtlinien) die Bedingungen und die Grenzen im Auge behalten werden.

Zu den Grundbedingungen gehört im diagnostischen Prozeß die Interaktion zwischen Patient und Arzt, die Diagnose ist also abhängig von der Beziehung beider zueinander. Bestimmte Merkmale können nur deutlich werden, wenn der Patient sie äußern kann, z. B. weil er Vertrauen hat, weil er den Arzt kennt, weil dieser selbst eine angstmindernde Atmosphäre schafft, therapeutisch ansprechbar ist und mit der eigenen Betroffenheit umzugehen versteht. Das Symptom ist einerseits diagnostisches Kriterium, erscheint aber andererseits als krankhaft abgewandeltes zwischenmenschliches Phänomen, welches eine kommunikative Stellung hat, besitzt demnach einen Doppelaspekt (Bister).

Weiterhin kennt jeder wohl Patienten, die über ein Symptom erst dann berichten, wenn dieses nicht mehr vorhanden ist.

- Eine Patientin geriet in eine depressive Verstimmung, die sie sich nach einigem Zögern traute zu begründen: „Ich höre die Stimme meines Vaters nicht mehr, die mir immer Sicherheit gab und mein tägliches Verhalten steuerte"; sie hatte bis dahin über diese Stimmen ihres längst verstorbenen Vaters nie berichtet.

Oder, mehr prospektiv:

- Vor einigen Tagen kündigte ein Patient mit einer paranoiden Schizophrenie ganz listig an, „am 25. Hochzeitstag da werde ich mal erzählen und auch meiner Frau sagen, was alles so losgewesen ist".

Die angestrebte größere Genauigkeit des deskriptiven Verfahrens (im Vergleich zu anderen Konzepten) und die Homogenität der Stichproben ist von vorneherein nur eine scheinbare. Daraus erklären sich zum Teil die überaus heterogenen Ergebnisse vieler Studien (z. B. neurophysiologischer Untersuchungen, Ergebnisse bildgebender Verfahren, biochemische Untersuchungen). Es ist beispielsweise nicht gleich, ob ich von den acht gelisteten Symptomen der ICD nur die ersten fünf oder die letzten fünf ankreuze. Bezüglich der Validität sind sowohl die psychopathologische Verlaufsstabilität als auch ihre ätiopathogenetische und differentialtherapeutische Identität der verschiedenen kategorialen Unterformen schizophrener Symptomatologie empirisch wenig belegt (Kendler et al. 1985).

Ich möchte ein Beispiel berichten:
Ein 36jähriger Mann, in dessen 23. Lebensjahr eine paranoide Schizophrenie mit einem Vergiftungs- und Verfolgungswahn aufgetreten war, mußte erneut stationär behandelt werden, weil er im Rahmen eines Rezidivs tat was er wollte und alle Medikamente absetzte. Er trieb eigenartige Physiognomiestudien und verbrannte in Abwesenheit seiner Mutter, zu der er einen sehr engen Kontakt hatte, Familienfotos und wichtige Geschäftspapiere.

Wegen zunehmender Aggressivität konnte er nicht mehr zu Hause bleiben und mußte in die Klinik. Der Aufnahmebefund schilderte diesen Patienten als affektiv völlig eingeengt, monoton, verarmt und autistisch. Der Patient beantwortete nur sehr leise und unverständlich Fragen, der Gedankengang war inkohärent. Eine paranoid-halluzinatorische Symptomatik war nicht zu beobachten. Während der gesamten Zeit nach der stationären Behandlung zeigte sich der Patient gehemmt, unsicher, oft abwesend, wartete lange bis er auf eine Frage eine Antwort herausstoßen kann.

Er klagte über Müdigkeit und Schwunglosigkeit, hatte Mühe sich zu konzentrieren, Gedächtnisstörungen zeigten sich, Selbstunsicherheit, Energielosigkeit, Scheu und Angst vor anderen Leuten „die sind mir überlegen an Begriffsvermögen" und das Denken erschien einfallslos.

Schließlich bessert sich sein Befinden etwas, er beginnt lockerer zu wirken und spontaner zu sprechen (nach acht Jahren!) und plötzlich kommt er eines Tages mit aufgekrempelten Ärmeln, munter und aufgeräumt in die Sprechstunde. Ganz verschmitzt beginnt er zu erzählen, daß er bis vor einem Vierteljahr Gehörshalluzinationen hatte (Schlagen der Turmuhr), dergleichen sei nun nicht mehr der Fall, deshalb könne er jetzt darüber sprechen. Er sei gut aufgelegt, fühle sich wieder, wie er sagte, erwacht. In der ganzen Zeit habe er alle Worte nach jedem Satz von hinten buchstabieren müssen, es sei wie ein Zwang gewesen, zehn Jahre lang, seine Widerstandsfähigkeit dagegen sei sehr schwach gewesen. Jetzt habe er wieder Initiative, er meine flinker zu sein als früher, mache wieder Arbeiten, die er früher vermieden habe, z. B. Zimmer und Wohnung putzen. Er könne auch wieder lange hintereinander lesen, was seit 21 Jahren nicht mehr der Fall gewesen sei. Er habe ein ganz anderes Tempo: Zum Rasenmähen brauche er drei statt früher sechs Stunden, er stehe früher auf, mache nicht mehr Mittagsschlaf und sei auch schlanker geworden. Bis vor drei Monaten habe er so seltsame Erscheinungen wie in einer Art Halbschlummer gehabt, so ungereimte, ungerade Gedanken, die ihm durchs Hirn fuhren und immer dachte er dabei, das muß doch nicht in Ordnung sein. Jetzt kaufe er sich jeden Monat ein Taschenbuch zum Lesen.

Drei Stunden vormittags sei er im Betrieb, wo er wieder arbeiten konnte, diese Stunden seien eigentlich zu wenig und der Garten sei auch schon fertig. „Ich kann wieder schlendern, vorher bin ich nur gerannt, habe keine Ruhe gehabt".

Der Patient stand die ganze Zeit kontinuierlich unter einer neuroleptischen Langzeitmedikation, die auch fortgesetzt wurde. Er kam regelmäßig in die Sprechstunde. Ein Jahr später trat wieder ein Rezidiv auf: Er zog sich ganz zurück, lebte eingeschlossen in seinem Zimmer, lehnte das von seiner Mutter gekochte Essen ab, vernachlässigte sich.

Diese Geschichte zeigt, daß die sogenannten Negativsymptome gar keine waren – erst als sich eine Besserung einstellte konnte der Patient darüber berichten, in dieser Zeit heftig halluziniert zu haben, die Verzögerung seiner Antworten war durch die zwanghafte Prozedur des Rückwärtsbuchstabierens zu erklären, ebenso seine verminderte Spontaneität und stark beeinträchtigt erscheinende Konzentrationsfähigkeit. Er hatte statt dessen in dieser Zeit Schwerarbeit geleistet.

Meist werden solche Patienten in die Klinik gebracht, wenn sie auffällig sind im Sinne einer produktiven Symptomatik, wie das auch bei diesem Patienten geschah. Die Einschätzung der Negativsymptomatik bei dem geschilderten Patienten wird völlig auf den Kopf gestellt, wenn man den gesamten Zeitraum über Jahre hinweg erlebt und beobachtet. Solche Phänomene sind eigentlich nur einem Arzt zugänglich, der sich konstant, kontinuierlich und verantwortlich um einen Patienten kümmert. Sie entgehen also einem Untersucher, der den Patienten nur einige Wochen stationär begleitet, untersucht und mittels Fragebögen und Interviews einzuschätzen versucht.

Die vereinfachte und unkomplizierte diagnostische Prozedur nach den Leitlinien der ICD-10, etwa einer Anleitung in einem Kochbuch entsprechend, ist verführerisch. Psychiatrie erscheint darin ganz einfach, durchschaubar und übersichtlich. So werden die Leitlinien der ICD-10 (das gleiche gilt für DSM-III bzw. -IV) von vielen Studenten wie ein Lehrbuch benutzt. Hierzu möchte ich ein kurzes Beispiel geben:

- In der Vorlesung wird ein Patient vorgestellt der alle Zeichen der Desintegration seiner Persönlichkeit und einer paranoid-halluzinatorischen Symptomatik erlebt hatte. Eine Studentin meldet sich etwas später und zweifelt die Diagnose einer Schizophrenie an, weil der Patient die Symptome nur drei Wochen ausgeprägt zeigte. Eine neuroleptische Behandlung hatte zu einem schnellen Abklingen der paranoid-halluzinatorischen Symptome geführt.

Die erfolgreiche Behandlung einer schizophrenen Symptomatik, wenn sie im Idealfall am Beginn der Erkrankung einsetzt, stellte demnach ihre Diagnose infrage.

Die schizophrenen Erkrankungen sind keine Zustände, die nur querschnittsmäßig zu je bestimmten Zeiten erfaßt werden können – sie entsprechen vielmehr der Entwicklung einer Persönlichkeit mit Symptomen, die, um die Diagnose stellen zu können, im Kontext mit der Biographie, den Beziehungen des Menschen zur Umwelt und zu sich selbst verstanden werden müssen. Es geht dabei um eine dynamische und finale Betrachtungsweise, die die deskriptive keinesfalls ausschließt, aber den gemeinsamen Nenner liefert für eine bunte Symptomatik, für variable Verläufe und vielfältige therapeutische Zugänge; dieser Nenner ist der verzweifelte Versuch des Individuums mit seinen jeweils zur Verfügung stehenden Mitteln (die sehr unterschiedlich sein können) sich gegen die Persönlichkeitsdestruktion, wie auch immer nach den verschiedensten Konstrukten verursacht, zur Wehr zu setzen.

Die sich immer weiterentwickelnde klassische Psychopathologie in allen ihren Facetten kann durch neue, rein deskriptive Methoden nicht in Frage gestellt werden. In einem bemerkenswerten Aufsatz schreibt Mombour (1996) zur standardisierten Befunderhebung im Vergleich zur Psychopathologie „... Je mehr man in der Psychiatrie operationalisiert hat, desto mehr hat man von der klassisch-deskriptiven Psychopathologie hinausgeworfen. Bestimmte Begriffe und Aussagen wurden deswegen aufgegeben, weil sie den modernen Anforderungen an Reliabilität nicht entsprachen, das heißt die Begriffe konnten nicht so eindeutig definiert werden, daß sie immer wieder einheitlich und übereinstimmend von verschiedenen Psychiatern und Psychologen verwendet worden wären. Vieles Vertraute ist auf dem Wege der Reliabilitätsprüfung – wie beim jüngsten Gericht – „zu leicht befunden und verworfen" worden, wie z. B. so beliebte Konstrukte wie Psychose und Neurose, Endogenität und Praecox-Gefühl, Bewußtsein und Unbewußtes oder gar Abwehrmechanismen und Struktur, Seinsverständnis und Existenz etc. Viele bedauern es, daß die Psychiatrie ärmer, wenn nicht vielleicht auch etwas genauer geworden ist, andere freuen sich, daß endlich unnötiger Ballast über Bord geworfen wurde. Aber diese Entwicklung, die man schon einmal als „Reliabilitätsfetischismus" bezeichnet hat, scheint gegenwärtig an eine obere Grenze zu stoßen". Mombour sagt eine Renaissance der klassisch-deskriptiven Psychopathologie voraus, wenn sich der Akzent von dem Reliabilitätsaspekt in der Forschung auf die Validität verschieben werde.

Welche Folgerungen sind aus dem Gesagten zu ziehen:

1. Die moderne Klassifikation nach ICD-10 und DSM-IV ist ein deskriptives Zusatzinstrument für die Diagnostik im Rahmen der klassischen Psychopathologie. Es ist daher zu empfehlen, in der Praxis klinische Diagnosen nach dem klassischen Krankheitskonzept zu stellen, sie jedoch nach ICD (bzw. DSM) zu verschlüsseln.

2. In der Forschung sind intraindividuelle Langzeitstudien und prospektive Verlaufsstudien notwendig. Sie können Verlaufseigentümlichkeiten erfassen, die wesentlich sind und durch Krankheitszustände während ausschließlich klinischer Aufenthalte (wo in der Regel geforscht wird) überdeckt und fehlinterpretiert werden.
   Auf notwendige Studien psychopathologischer Phänomene die unabhängig vom ätiopathogenetischen Standort erfolgen (z. B. Antrieb, Motorik, Affekt usw.) sei nur hingewiesen.

3. Die Qualität jeglicher psychiatrischen Diagnostik steht und fällt mit der Beziehung zwischen Arzt und Patient. Ihr immer inhärenter therapeutischer Aspekt wirkt auf die Güte der Diagnose zurück.

Literatur

American Psychiatric Association (APA) (1994): Diagnostic and statistical manual of mental disorders. 4 th. ed., DSM-IV. Washington. APA

Bister W (1964): Symptomwandel bei Schizophrenen in psychotherapeutischer Sicht. Ferdinand Enke, Stuttgart

Bleuler E (1911): Dementia praecox oder Gruppe der Schizophrenien. In: Aschaffenburg, G. (Hrsg.) Handbuch der Psychiatrie. Deuticke, Leipzig - Wien

Dilling M, Mombour W, Schmidt MW (Hrsg.): Internationale Klassifikation psychischer Störungen, ICD-10. Bern - Göttingen - Toronto, Hans Huber 1991

Gaebel W, Wöllwer W (1996): Affektstörungen schizophren Kranker. W. Kohlhammer, Stuttgart - Berlin - Köln

Häfner H (1989): Ist Schizophrenie eine Krankheit? Epidemiologische Daten und spekulative Folgerungen. Nervenarzt 60:191-199

Huber G (1983): Das Konzept substratnaher Basissymptome und seine Bedeutung für Theorie und Therapie schizophrener Erkrankungen. Nervenarzt 54: 23-32

Janzarik W (1968): Schizophrene Verläufe. Eine strukturdynamische Interpretation. Springer, Berlin - Heidelberg - New York

Kendler KS, Gruenberg AM, Tsuang MT (1985): Subtype stability in schizophrenia. Am. J. Psychiat. 142: 827-832

Kraepelin E (1896): Psychiatrie. 5. Aufl. Barth, Leipzig

Mentzos St (Hrsg.) (1992): Psychose und Konflikt. Vandenhoeck & Ruprecht, Göttingen

Mombour W (1996): Standardisierte Befunderhebung im Vergleich zur klassisch-deskriptiven Psychopathologie. In: Möller H-J, Engel RR, Hoff P (Hrsg.): Befunderhebung in der Psychiatrie: Lebensqualität, Negativsymptomatik und andere aktuelle Entwicklungen: 1-10. Springer, Wien - New York

Schneider K (1967): Klinische Psychopathologie. Thieme, Stuttgart

Süllwold L (1977): Symptome schizophrener Erkrankungen. Uncharakteristische Basisstörungen. Springer, Heidelberg - Berlin

Zubin JB (1977): Vulnerability – a new view of schizophrenia. Abnorm. Psychol. 86:103-126

Wolfgang Blankenburg

Zur Psychopathologie und Therapie des Wahns unter besonderer Berücksichtigung des Realitätsbezugs

1. Einleitung

„Wahn entsteht auf dem Boden einer allgemeinen Veränderung des Erlebens und imponiert als Fehlbeurteilung der Realität, die mit apriorischer Evidenz (erfahrungsunabhängiger Gewißheit) auftritt und an der mit subjektiver Gewißheit festgehalten wird, auch wenn sie im Widerspruch zur Wirklichkeit und zur Erfahrung der gesunden Mitmenschen sowie zu ihrem kollektiven Meinen und Glauben steht. Der Kranke hat im allgemeinen nicht das Bedürfnis nach einer Begründung seiner wahnhaften Meinung, ihre Richtigkeit ist ihm unmittelbar evident ...": so definiert das AMDP-System (1995, S. 86) *Wahn*. Unter diesen Bestimmungen wird uns im folgenden vor allem jene beschäftigen, wonach Wahn als Fehlbeurteilung der Realität *„imponiert"*. Diese Formulierung läßt mehr offen als ICD-10 und DSM-IV[1].

Wie DSM-IV betont auch das AMDP-System: „Wahn gibt es bei verschiedenen psychischen Störungen, er ist nicht spezifisch für die Schizophrenie." Hinsichtlich des Begriffs von „Wahn" wird also zwischen „wahnhafter Störung" und „paranoider Schizophrenie" nicht unterschieden. Daß „der Kranke ... im allgemeinen nicht das Bedürfnis nach einer Begründung seiner wahnhaften Meinung" habe, trifft dann aber nicht zu, gibt es doch unter Patienten mit nichtschizophrenen wahnhaften Störungen viele, die hartnäckig um die Anerkennung der vermeintlichen Wahrheit ihres Wahns kämpfen[2].

Die Frage der Abgrenzbarkeit schizophrenen und nicht-schizophrenen Wahns (wahnhafter Störungen) hat eine lange Geschichte. Sie soll hier nicht noch einmal rekapituliert werden[3]. Kontrastiert man charakteristische Fälle entsteht der Eindruck: Das kann doch nicht ein und dasselbe sein! An den Grenzen gibt es jedoch beträchtliche Zuordnungsprobleme. Manche „wahnhafte Störung" erweist sich im weiteren Verlauf als Vorstadium einer schizophrenen Psychose. Für die gegenwärtig vorherrschende Auffassung, daß es sich um zweierlei handelt, waren erbbiologische Untersuchungen maßgebend. Im Einzelfall hilft aber eine Genanalyse beim gegenwärtigen Stand nicht weiter.

Hinsichtlich der Abgrenzung schizophrenen Wahns von bloß wahnhaften Störungen wird im DSM-IV der Kennzeichnung *„bizarre"* besonderes Gewicht beigemessen. Hierunter fallen vor allem die „Ich-Störungen", die K. Schneider vom Wahn unterschied und zu den Erstrangsymptomen der Schizophrenie zählte; u. E. zu Recht, weil es sich dabei um ein spezifisches Erleben handelt, das von den Betroffenen zwar zumeist wahnhaft verarbeitet wird, aber mitunter auch nur in der Form: man habe das eigentümliche, „verrückte" Gefühl, „als ob" man gelenkt würde oder (seltener) selber die Außenwelt unmittelbar steuern könne, was – solange der kritische Abstand bleibt – nicht als „Wahn" zu bezeichnen ist, sehr wohl aber (in nicht an Magie glaubenden Kulturen) die Annahme einer Schizophrenie nahelegt. Im übrigen werden wir auf nosologische Fragen nicht näher eingehen.

Der folgende Beitrag will keinen Überblick über das gesamte Wahnproblem geben[4]. Das würde den Rahmen sprengen. Er konzentriert sich auf die Unterschiede im Realitätsverhältnis Wahnkranker und Gesunder. Im Rahmen der Kognitiven Neuropsychologie (vgl. Surguladze & David 1998) finden sich Begriffe wie „monitoring reality". Sie beziehen sich auf die Fähigkeit, in der Erinnerung zwischen Real-Gewesenem und Irrealem zu unterscheiden. Im folgenden geht es demgegenüber nicht um experimentelle bzw. testpsychologische Untersuchungen, sondern um eine *phänomenologische*[5] Klärung der Differenz zwischen Wahn und Nichtwahn. Daß die Herstellung von Querverbindungen zu den Neurowissenschaften – insbesondere zur Neuropsychologie – ansteht, liegt auf der Hand; dies trotz methodologischer Diskrepanzen (vgl. dazu Davidson 1994, Gallagher 1997, Mishara & Schwartz 1995, Surguladze & David 1998, Wiggins & Spitzer 1997 sowie Baumgartner et al. [eds.] 1997); ein Diskurs, der in mancher Hinsicht dem zwischen Neurobiologie, Kognitionswissenschaften und Psychoanalyse[6] in Gang gekommenen an die Seite zu stellen ist.

Wenn es im AMDP-System heißt, Wahn imponiere „als Fehlbeurteilung der Realität", so ist darauf aufmerksam zu machen, daß das Verhältnis des gesunden Erwachsenen zur Realität eigentümlich zwiespältig ist: Einerseits glaubt er sagen zu können: „Dies ***ist*** so oder so". Andererseits weiß er hintergründig: „Es ist ***meine*** Vorstellung, daß dies so oder so ist"[7]. Das eigentümlich Dialektische, ja Paradoxe, des Realitätsbezuges besteht darin: Erst die Fähigkeit zum Rückbezug auf das eigene Selbst erlaubt die Unterscheidung zwischen Vorstellung und Realität. Die Realität – so schmerzlich und hart sie sich auch geltend macht, letztlich sogar irgendwann den Tod bedeutet – so sehr bleibt sie *für* das vorstellende Bewußtsein doch stets eine antizipierte. Jede Vorstellung von Wirklichkeit hat es sozusagen nur mit Wirklichkeit auf Abruf zu tun. Erst die Fähigkeit zum Zweifel schützt vor Täuschung und Wahn. Allein das Zweifeln-Können – am eigenen Vorstellen erlaubt uns ein Bewußtsein von 'Realität' als einer von unserer Vorstellungswelt zu trennenden. Der Wahn besteht also nicht sosehr in der Vorstellung von irgendetwas „Verrücktem" als vielmehr in der Unfähigkeit, es – so weit, wie jeweils sinnvoll[8] – in Zweifel ziehen zu können; und zwar nicht nur *pro forma*. Daß uns die Realität einerseits in höchstem Maße „auf den Nägeln" brennt, daß sie quasi in einer weit gefährlicheren Art „real" ist als alles Vorstellen derselben, andererseits aber eben doch nur durch ein sie Vorstellen **für uns** „da" ist, stellt eine der Paradoxien dar, in denen und mit denen wir leben, ohne uns dessen im Alltag bewußt zu sein.

In welchem Sinne kann man – gemäß AMDP-Definition – im Hinblick auf den Wahn von *„apriorischer Gewißheit"* sprechen? Gemeint ist, daß weniger die Skurrilität von Urteilen deren Wahncharakter ausmacht als vielmehr ihr Evidenz-Charakter. Verändert ist nicht allein die Meinung über bestimmte Sachverhalte bzw. Zusammenhänge, sondern die *Art* dieses „Meinens". Was sich bei einem Wahn-Urteil verändert hat, ist das **vor**prädikative Weltverhältnis. Die Charakterisierung des Wahns als „mit apriorischer Evidenz auftretend" wirft Grundlagenprobleme unseres Erkenntnis-Bezugs zur Realität auf[9]. Thesenhaft sei: Es handelt sich um eine *Umkehr*[10] in der Begründungsstruktur.

Ob dies die Gegenüberstellung von Intuition und Gewißheit[11] hinreichend kennzeichnet, sei hier dahingestellt. Das Statuieren der „Intuition" als einer besonderen seelischen Funktion erinnert an Vermögenspsychologie. Um aus deren Gleisen herauszutreten, bedarf es m. E. einer dynamischeren Konzeption, die Vorbewußtes, Unbewußtes wie auch die Grenzprobleme des gesunden Erfassens von Wirklichkeit einbezieht. Darauf kann hier nicht im Detail eingegangen werden. Das Ziel ist begrenzter. Es geht allein um die Beziehung zwischen der Psychopathologie des Realitätsbezugs und klinischem – was stets auch heißt: therapeutischem – Alltag.

In welchem Verhältnis stehen Psychopathologie und Therapie des Wahns zueinander? Scharfetter (1996) schreibt: „Psychopathologie im traditionellen Sinn ist noch keine ausreichende Grundlage für die Frage: Was braucht der Patient?". Unsere Frage schließt sich dem an. Gibt es eine solche Grundlage? Gibt es eine Psychopathologie, die den Weg dahin bahnt? Gefragt ist nicht nur eine Basis für *Beseitigungs*strategien, sondern auch für *Ermöglichungs*-Strategien.

Die gängige Psychopathologie stellt Abweichungen von der Norm seelischen Erlebens und Verhaltens fest. Sie ist damit ab- bzw. ausgrenzend und ihr Verhältnis zur Therapie ein äußerliches, präskriptives. Sie definiert, was als pathologisch zu gelten hat und durch eine Therapie beseitigt werden soll – nicht aber: **wie**. Als statisch feststellende ist sie nicht in der Lage, an dem von der Norm Abweichenden zu unterscheiden, was ursprüngliche Störung und was mißglückte Abwehr, Reaktion, Auseinandersetzung ist. Eine Gefahr besteht darin, daß sie als pathologisch Identifiziertes gleichsam *fest*klopft – und dabei ein Gespür für das, was an Veränderungen bereits ein – wenngleich inadäquater – Bewältigungsversuch[12] ist, nicht nur nicht fördert, sondern eher atrophieren läßt. Die Unterscheidung zwischen Ausfall und Bewältigungsversuch ist jedoch von zentralem Interesse.

Zum Erfreulichsten, was im DSM-IV (p. 755-757) zu finden ist, gehört m. E. die nicht vorab wertende, sondern alphabetisch-neutrale Auflistung unterschiedlichster Formen, der Welt zu begegnen (und damit implizit, auch mit sich selbst umzugehen): von hochpathologischer Abwehr bis zu gesunden Umgangsformen und – damit sich nicht durchweg deckend! – von tatsächlich äußerst *„mechanistisch"* anmutenden Abwehrmodi bis hin zu mehr oder minder kreativen, „gekonnten" Bewältigungs-*Leistungen*.

Auf die Bedeutung dieser Unterscheidung stieß ich angesichts der Fragestellung: „Wie weit reicht die dialektische Betrachtungsweise in der Psychiatrie?" (Blankenburg 1981); speziell im Hinblick auf die – von A. Freud (1936) unter die Abwehrmechanismen eingereihte – „Identifikation mit dem Angreifer". Daß diese i. S. eines *„mechanisch"* ablaufenden Wiederholungszwanges mitunter eine ganze Lebensgeschichte verhängnisvoll determiniert, ist kasuistisch gut belegt. In der „Identifikation mit dem Angreifer" kann man aber auf der anderen Seite zugleich eine wichtige – Rahmen-Shift-implizierende – aktive Bewältigungsweise sehen. In einem metaphorischen Sinn läßt sich darin sogar eine „Strategie" der Evolution entdecken: jene *wiederholende Aneignung* von Abträglichem auf je neuer Stufe, die aus den Gefährdenden das jeweils „Rettende" macht: etwas, was in der Entwicklung weiterführt.

Wie zu allem pathologisch Abweichenden, gibt es auch zu wahnhaftem Erleben grundsätzlich zwei Einstellungen: *Entweder* wird ein wahnfreies Verhältnis zur Realität unbesehen, wie dies zumeist geschieht, als das Normale – sich von selbst Verstehende – vorausgesetzt (Normalität als unreflektierter Maßstab); dann resultiert daraus als alleiniges Ziel die Beseitigung der festgestellten Störung(en). *Oder* aber das normale „Funktionieren" wird nicht vorausgesetzt, sondern als Resultat eines erst noch näher zu erforschenden Balance-Akts angesehen, aus dessen Analyse sich dann die Möglichkeiten pathologischer Devianz wie auch denkbarer Therapie von selbst ergeben – evtl. auch von Therapien, die keine ***restitutio** ad integrum* anzielen. Normales Funktionieren und pathologische Abweichungen wären in diesem Falle aus **ein und derselben** Wurzel zu verstehen.

Das bedeutet: In diesem Fall fragen wir zurück nach der *Ermöglichung* von gesundem und krankem *In-der-Welt-sein*. Woher aber ist die Basis für ein solches Fragen zu nehmen? Eine bis heute unausgeschöpfte Möglichkeit besteht darin, mittels phänomenologischer *Epoché*[13] zunächst einmal den naiven Realismus des Alltagsbewußtseins zu suspendieren. Das heißt: jedwede Realitätsüberzeugung des alltäglichen Bewußtseins ist als eine konstituierte „einzuklammern" und auf ihre Voraussetzungen hin abzutasten (umgangssprachlich: „durchzuchecken").

Das gleiche gilt für die Therapie: 1. Gewöhnlich verfolgt sie das Ziel einer **„re**stitutio ad integrum". Im Hinblick auf Wahnkranke bedeutet das: Wiederherstellung eines verläßlich Bezugs zur *Common-sense*-Realität [14]. Oder aber sie kann: 2. anstreben, nicht um jeden Preis unter Beibehaltung der vorherigen Maßstäbe den *status quo ante* wiederherzustellen (restitutio ad integrum), sondern Störung/en realdialektisch als ein Signal zu verstehen: als Signal, daß ansteht, Neues – in unserem Zusammenhang: ein neues Realitätsverhältnis – zu bahnen. Diesbezüglich läßt sich von einer Konvergenz tiefenpsychologischer bzw. psychoanalytischer und phänomenologisch-anthropologischer bzw. daseinsanalytischen Ansätze sprechen (Blankenburg 1983).

Beide Konzeptionen miteinander zu verbinden, ist nicht einfach. Zumindest bedarf es in jedem einzelnen Fall einer Schwerpunktsetzung. Die Entscheidung sollte weniger von ideologischer Einstellung und Ausbildung des Therapeuten abhängen wie auch z. B. durch Zeitnot bestimmter Pragmatik als vielmehr die Persönlichkeitseigenart des [15] Betroffenen und seine Sozialisation berücksichtigen. Vor allem sollte nicht – der Routine folgend – über den Kopf des Betroffenen hinweg entschieden werden. Die seit einigen Jahren ins Leben gerufenen Seminare mit „Psychose-Erfahrenen" (z. T. auch mit Angehörigen) bieten ein wichtiges Forum, wo die anstehenden Bedürfnisse bzw. Erwartungen der Betroffenen – insbesondere auch, welche **Art** von „Normalität" ihnen erstrebenswert scheint – zur Sprache kommen können.

In den zurückliegenden Jahrzehnten sind von einzelnen Therapeuten sehr hochgeschraubte Erwartungen in Richtung des an zweiter Stelle genannten Therapieziels formuliert worden, sie mußten einem guten Stück Selbstbescheidung weichen. Gleichwohl sollten die zentralen Erfahrungen, die auf diesem Wege gewonnen wurden[16] und m. E. zum Wertvollsten unseres Faches zählen, nicht verloren gehen. Die seinerzeit zu hoch geschraubten Erwartungen sind inzwischen einer deutlichen Ernüchterung gewichen. Dabei spielt nicht nur die Erfolgsstatistik eine Rolle (vgl. z. B. McGlashan 1994); auch der *soziale* Anspruch, nicht nur elitär einigen wenigen Betroffenen – zumeist differenzierteren Patienten – helfen zu wollen, vielmehr darüber hinaus der großen Zahl schizophrener Patienten. Dabei spielt (vor dem Hintergrund der zurückliegenden) die zu erwartende Sozialisation eine zunehmende Rolle (z. B. Re-Integrierbarkeit in Familie und Berufsleben). Zudem haben verhaltenstherapeutische, sozialtherapeutische und psychoedukative Vorgehensweisen ein beachtliches Maß an Differenziertheit gewonnen. Dadurch bekommen Erwägungen zur Differential-Indikation unterschiedlicher Umgangs- wie auch Vorgehensweisen größere Bedeutung. Es geht nicht an, die einen gegenüber den anderen pauschal zu entwerten. Die gesamte Therapieszene hat gegenüber früher an Vielfalt gewonnen, wie z. B. der von Böker & Brenner (1997) herausgegebene Sammelband „Behandlung schizophrener Psychosen" zeigt, ebenso die anderen Beiträge des vorliegenden.

Dabei sollten die als selbstverständlich rangierenden Voraussetzungen gesunden Erlebens nicht unreflektiert bleiben. Schöpft doch aus ihnen der Betroffene das, was wesentlich *mit* darüber entscheidet, wie er künftig im Leben stehen wird. Sie können wichtige Ressourcen für seine weitere Entwicklung sein.

2. Wahnfreier Realitätsbezug und Wahn[17]

Was ermöglicht psychisch Gesunden ein wahnfreies Verhältnis zur Realität? Was ermöglicht ihnen den „Überstieg" (Conrad 1958)? Dies ist gleichbedeutend mit der Frage: Durch welchen Kunstgriff vermag der gesunde Mensch seine Subjektbezogenheit zu transzendieren, somit Wahn und Wirklichkeit[18] zu unterscheiden? Manche Erkenntnistheoretiker sahen das als ein unlösbares Problem an, obwohl das Alltagsbewußtsein – auch das der Skeptiker – dieses „Kunststück" immer schon als gelungen voraussetzt.

Es handelt sich dabei um eine Grundlagenfrage der Psychopathologie des Wahns. Sie wurde früher ausgeklammert, weil Erkenntnistheoretiker sich darüber stritten, **wie** – oder sogar: **ob** – ein solches Transzendieren überhaupt möglich sei. Unter diesen Umständen schien es für Psychopathologen nicht sinnvoll, sich auf derartige Grundsatzfragen einzulassen. Eine pragmatisch orientierte Psychopathologie komme ganz gut ohne diese Klärung zurecht war das Argument. Doch bleibt dabei nicht nur ein theoretisches Bedürfnis unbefriedigt. Auch für die Therapie kann es wichtig sein, das Funktionieren des „Normalen" zu durchschauen.

Die Innere Medizin bietet dafür genug Beispiele. Krankhafte Störungen festzustellen, ist leichter als das gesunde Funktionieren aufzuklären. Doch ermöglicht oft gerade erst dies Einsichten, die letztlich auch der therapeutischen Angehbarkeit von Krankheiten – nicht nur deren Prävention – zugute kommen. Große Fortschritte der Therapie wären ohne sie kaum denkbar gewesen. Ein gleiches dürfte für die Erforschung der Bedingungen wahnfreien, realitätsgerechten Wahrnehmens und Wahrhabens von Realität gelten: Besseres Durchschauen eben dieser Bedingungen kann vielleicht tieferen Einsichten nicht nur in das Wesen des Wahns, sondern auch in dessen faktisches Zustandekommen den Weg bahnen.

Bei dem, was es hier zu erklären gilt – d. h. dem Transzendieren unserer Subjektivität – handelt es sich freilich um ein „Kunststück", das auf den ersten Blick dem des Baron von Münchhausen gleicht, der vorgab, sich am eigenen Schopfe aus dem Sumpf gezogen zu haben. Die partielle Lösung dieses Rätsels halte ich für einen bedeutenden Fortschritt[19].

Ein Transzendieren der Subjektivität des Subjekts wäre tatsächlich unmöglich, wären wir ausschließlich auf Rezeptivität angewiesen, denn deren Organisation hängt von zu vielen akzidentellen Faktoren ab. Böte Rezeption die alleinige Basis, wäre an einer Abhängigkeit von zufälligen Vorgegebenheiten unserer Organisation kaum zu zweifeln. Ein Solipsismus, zumindest Perspektivismus, schiene unausweichlich. Was erlaubte dann noch von einer „objektiven Realität" zu sprechen? Wodurch wäre in diesem Fall ein verläßliches Selbst-Welt-Verhältnis garantiert und von *dem* eines Autisten zu unterscheiden[20] ?

Das Vorurteil, der Realitätsbezug des menschlichen Subjekts sei durch die leiblich-seelische Organisation und Situiertheit des Menschen unveränderlich festgelegt, trifft jedoch nicht zu. Sein „Selbst" erweist sich vielmehr als „aufgespalten" in zwei gegenläufige Komponenten: Den festgelegten Vorgegebenheiten steht für viele Bereiche eine spontane Veränderungsfähigkeit gegenüber. Bedeutet das nicht „Subjektivität" in Potenz? Nein – insoweit es sich um selbstreferentielle Veränderungsfähigkeit handelt. Mit einem gewissen Recht kann man sagen: Die Subjektivität des Subjekts wird durch ihre Potenzierung in Form selbstreferentieller Spontaneität ein gutes Stück weit wieder aufgehoben. Anders formuliert: Das Relativiertwerden von allem rein rezeptiv Aufgenommenen durch die faktischen Bedingungen unserer Organisation und durch zufällige Umstände wird partiell wieder aufgehoben durch ein nunmehr aktives (Selber-) Relativieren-Können. Dieser **Doppelcharakter** von „Subjektivität" wird in seiner Bedeutung für den Realitätsbezug des Menschen bis heute nicht hinreichend berücksichtigt.

Die **eine** Seite der Subjektivität besteht darin, daß tatsächlich jedes Subjekt von *Vor*gegebenheiten abhängig ist (z. B. von seinem Standort, seiner leiblichen Beschaffenheit, vom jeweiligen Milieu, von der Zeit, in der es lebt, von Emotionen verschiedenster Art usf.). Diese Vorgegebenheiten sind bis zu einem gewissen Grade **zufällig**. Sie machen die Kontingenz des menschlichen Daseins aus. Gäbe es nur diesen einen Aspekt von Subjektivität, wäre am Skeptizismus gegenüber einem erkenntnismäßigen Realitätsbezug kaum zu rütteln.

„Subjektivität" bedeutet aber noch etwas **anderes**: Außer der durch subjektive Bedingungen vorstrukturierten und daher stets subjekt-bestimmten Rezeptivität gehört zu ihr **Spontaneität**. Nun könnte man meinen, Spontaneität sei etwas noch weit „subjektiveres" als jegliche Form von Rezeptivität; sie würde den

Subjektivitäts-Verdacht eines jeden Realitätsbezuges nur bestärken. Dies wäre der Fall, gäbe es nicht so etwas wie *Propriozeption.* – Spontaneität bedeutet Selbstbeweglichkeit, Selbstveränderungsfähigkeit überhaupt. Das Besondere besteht aber darin, daß bestimmte Bereiche derselben durch Selbstreferentialität ausgezeichnet sind. Sobald und soweit eine Spontaneität selbstreferentiell[21] ist, vermag sie sich durch die unterschiedlichen „Eindrücke" hindurch, in der Realität zu orientieren. Selbstreferentielle Eigenveränderlichkeit ermöglicht Objektbezogenheit. Das ist nur scheinbar paradox. Das Erzeugen vielfältiger „Perspektiven" im weitesten Sinne des Wortes mindert nicht, sondern fördert die Realitätsbezogenheit unseres Weltbildes, sofern dieses Erzeugen selbstreferentiell geschieht[22]. Der landläufige Begriff von „Perspektivismus", berücksichtigt zu wenig, daß der Mensch Perspektiven **nicht nur unterliegt**, sondern auch **herstellt;** genauer: daß er sie spontan-aktiv **selbstreferentiell zu verändern** vermag oder **überhaupt erst neu herzustellen weiß.**

Der Subjektivität kommt eben noch eine andere Eigenart zu, die geradezu den Widerpart der oben genannten darstellt. Gemeint ist selbstreferentielle **Spontaneität**: Die Fähigkeit des Subjekts, sich selbst körperlich, emotional oder gedanklich zu bewegen, und zwar **selbstreferentiell.** An der durch Selbst-Bewegung ermöglichten Veränderung von Blickpunkten (s. u.) läßt sich dies am leichtesten verdeutlichen. Doch kommen neben der Fähigkeit zur Selbst-Bewegung in begrenztem Umfang auch andere Formen von Selbst-Veränderung[23] in Betracht, sofern sie nur selbstreferentiell ablaufen und in dieser Eigenschaft instrumentalisiert werden können.

Das läßt sich am Beispiel räumlicher Perspektiven verdeutlichen (Blankenburg 1987, 1991): die Standortabhängigkeit kann ich dadurch partiell aufheben, daß ich nicht stehen bleibe, wo ich stehe, sondern meinen Standort verändere. Er bleibt nicht mein Standort. Ich kann ihn verlassen, kann alsdann auf ihn zurückschauen, kann die von ihm abhängige Perspektive mit anderen vergleichen und somit aktiv **relativieren.** Die Standortgebundenheit menschlicher Erfahrung wird zu einem guten Teil aufgehoben durch die Fähigkeit, Standorte und Blickpunkte aktiv zu verändern. Somit wird auch die Relativität menschlicher „Blickpunkte" und „Standpunkte" noch einmal relativiert durch die Fähigkeit, sie aktiv – *selbstdurchsichtig* – verändern zu können. Aktives selbstreferentielles (quasi „selbstdurchsichtiges") Relativieren vorgegebener Relativität, lautet das Rezept.

Die ursprüngliche relationale Bedingtheit aller menschlichen Existenz kann zwar nicht rückgängig gemacht, aber durch eigene aktive Relativierung – z. B. Blickpunktwechsel – partiell aufgehoben werden. Wechselseitige Relativierung, d. h. aktive, relativ **autonome** Relativierung einer **heteronomen** Determiniertheit (eines Relativ-Gesetzt*seins*) ist einer der Kunstgriffe der Natur, durch den Evolution möglich wurde und wird. Gegen vor*gegebene* Relativität hilft eben nur ein zweites nunmehr selbst*getätigtes* und zugleich selbst*referentielles* Relativieren[24].

Früher (Blankenburg 1987) habe ich dies durch einen recht groben Vergleich zu verdeutlichen versucht: Die Rechts-Links-Vertauschung im Spiegelbild kann nicht dadurch beseitigt werden, daß man den Spiegel entfernt oder zertrümmert; dann wäre auch das Spiegelbild zerstört. Aber man kann die Rechts-Links-Vertauschung dadurch aufheben, daß man das Spiegelbild noch einmal spiegelt. – Dies nur als vager Hinweis auf das, was ein dialektisch orientierter Phänomenologe[25] tut: Durch sein ständiges Reflektieren auf den **Prozeß** der Vergegenständlichung hebt er die objektivierungsbedingte Denaturierung unseres Bildes von der Welt (wie auch von uns selbst) partiell wieder auf.

Die Blickpunktbezogenheit (Perspektivität) menschlicher Sicht wird also überwunden durch gezielte Blickpunktveränderungen. Auf sinnesphysiologischer Ebene geschieht dies durch den „Gestaltkreis" von Wahrnehmen und Sichbewegen. Für das Wahrhaben von etwas[26] (d. h. für Realitätsurteile) genügt dies nicht. Für sie bedarf es potenzierter Formen der Eigen-Beweglichkeit: nämlich des Sich-Hineinversetzens in die Perspektiven anderer Menschen: eines Sehens „mit den Augen der Anderen". Die eigene Perspektiven-Beweglichkeit genügt nicht. Ein „Perspektiven-Austausch" ist erforderlich[27]. Dieser kann als eine **Steigerung der Eigenbeweglichkeit** aufgefaßt werden. „Austausch" meint nicht (kritiklose) Übernahme, sondern nur Verbreiterung der Voraussetzungen – der Basis – für ein Relativierenkönnen der subjektiven Aspekte.

Alles Abstandnehmen vom eigenen Standpunkt und damit in gewisser Hinsicht auch vom eigenen Selbst potenziert sich im Sich-Hineinversetzen in die Perspektiven Anderer. Welche Bedeutung dies für die Aufklärung des Wahnproblems hat wurde wiederholt erörtert (vgl. Blankenburg 1987, 1991, 1992, 1994). Mundt (1996) bezeichnet diesen Ansatz abkürzend als „Gestaltkreis-Modell" der Wahngenese; Wulff (1993, 1995) vertritt in erweitertem Sinne eine Dialektik von „Sein-lassen und Verändern" bzw. von *Sein-lassen* und *veränderndem Tun*. Gemeinsam Ende der 50er Jahre in Freiburg entwickelt, liegt dem die These zugrunde: **Auf dieser** (im Alltagsleben nur verdeckten, weil beim Gesunden sich von selbst verstehenden) **Dialektik beruht jeder wahnfreie Selbst- und Welt-Bezug**.

Demgemäß sind für ein wahnfreies Sich-Konstituieren von Realität für den Menschen gegenläufige (realdialektisch ineinander verklammerte) Konstituentien als die eigentlichen Ermöglicher heranzuziehen[28]. Einige finden sich in dem folgenden Schema (Blankenburg 1997) zusammengestellt:

ANGESPROCHEN-WERDEN	–	KATEGORIAL-ANSPRECHEN-AUF...
BEWEGT-WERDEN	–	ETWAS SELBST IN BEWEGUNG VERSETZEN NICHT ZULETZT: **SICH SELBST** IN BEWEGUNG VERSETZEN
VERÄNDERT-WERDEN	–	SELBER-VERÄNDERN-KÖNNEN UND ZWAR NICHT ZULETZT: *SICH* SELBER **VERÄNDERN** KÖNNEN
ERMÖGLICHT-WERDEN	–	SELBER ERMÖGLICHEN
DIES ALLES AUF DER BASIS VON: SICH SELBST ZUM „ORGAN" MACHENDER EIGEN-WAHRNEHMUNG	–	**SICH INSTRUMENTALISIERENDER** EIGEN-BEWEGLICHKEIT

Solche interaktiv ineinandergreifende polare Vorgänge wie Wahrnehmen und Sich-Bewegen[29] begegnen uns in verschiedenen Entwürfen. Oft enthält die eine Seite in sublimierter Form bereits etwas von der anderen: So etwa in *Piagets* Konzeption von *Assimilation* und *Akkommodation*; einem Modell, das dank Ciompi (1982) zunehmend Eingang in die Psychiatrie fand, in seinen Möglichkeiten aber m. E. noch bei weitem nicht ausgeschöpft ist. Das Besondere besteht hier darin, daß sowohl in Akkommodation wie Assimilation – Sich-Anverwandeln und Sich Ein-verwandeln, wie ich sage (Blankenburg 1988) – bereits beide Seiten eine Liaison eingegangen sind.

Offen scheint mir[30], wie weit sich durch eine Weiterentwicklung der Fähigkeit zu selbstreferentieller Eigenveränderung der Umkreis dessen, was *für* uns *da* ist, noch erweitern läßt. Das heißt: wie weit durch ein mittels Selbstrelativierung ermöglichtes Transzendieren der Subjektbezogenheit das, was an objektiver Realität ***für*** uns *da* ist, erweitert werden kann.

Die Steigerung der Selbstreferentialität in dem Sinne, wie sie hier verstanden wird, ermöglicht ein zunehmendes 'Autonomer'-Werden des Menschen: wie überhaupt jegliche *Autonomie* Selbstreferentialität voraussetzt: sei es naturhafte Autonomie mittels biologischer Reafferenz bzw. Regelkreise, sei es technologisch konzipierte Steigerung der Beherrschbarkeit der Umwelt[31], sei es im Sinne einer Zunahme personaler Autonomie unter Zuhilfenahme bewußter Selbstreflexion und ethisch motivierter Selbstrelativierung.

Was bedeutet „Rückbezüglichkeit" im Rahmen des Konzepts von *Selbstreferentialität*? Welche Rolle spielt dabei das Verhältnis zwischen „Selbst-Rück-Bezüglichkeit" und Selbst-Relativierung[32] ?

a. zum **einen** stellt sie so etwas wie eine generelle „Strategie" (quasi einen Haupt-"Trick") der Evolution dar; und zwar nicht erst der menschlichen Evolution, sondern zuvor auch schon *der* der nicht-menschlichen Natur.

b. zum **anderen** bedeutet Rückbezüglichkeit beim Menschen eine ständige Gefahr i.S. einer Selbstirritation und Selbstblockierung („Reflexionskrampf"), wenn sie nicht mit einer Selbstaufhebung verbunden ist. Auf der Stufe einer Veranwortungs-Ethik entspräche letzterer das nur scheinbar paradoxe Ideal einer *„selbstlosen Selbständigkeit"*.

Beide Formen von Rückbezüglichkeit sind klar voneinander abzugrenzen. **Wie** sehr gelingend, ist für jede Stufe ausschlaggebend. Für alles *wahnfreie* Wahrhaben gilt: Zu einem realitätsgerechten Erfassen der Außenwelt bedarf es der Selbstreferentialität; sei es in Form vorbewußter, größtenteils auch wohl prinzipiell nichtbewußtseinsfähiger naturhafter Reafferenz oder bewußter Selbstreflexion. Dies erscheint nur auf den ersten Blick paradox; d.h. nur solange wir nicht die interaktive Verklammerung von Selbst-Bezug und Selbst-„Abzug" gewahren. Daraus ist eine wichtige Konsequenz zu ziehen: **Realitätsadäquanz setzt Selbstreferentialität voraus:** *Der Mensch erkennt die Realität nur in dem Maße, wie er sich selbst durchsichtig*[33] *geworden ist. Für dieses 'Sich-Durchsichtigwerden' bedarf es einer Selbstreferentialität, die zugleich Selbstrelativierung impliziert.*

So wie der Mensch die Standortbedingtheit seiner Sicht nur in *dem* Maße zu relativieren vermag, in dem er seinen Standort *autonom* und damit für sich selbst selbstdurchsichtig verändern kann, so vermag er auch in anderen Bereichen die Subjektbedingtheit seines Wahrnehmens/Gewahrens nur in *dem* Maße zu relativieren oder gar aufzuheben, in dem er sich mehr oder weniger autonom, für ihn selbst „durchsichtig" zu verändern vermag; das heißt: die eigene Subjektivität zwar einbeziehend, aber hinter sie zurücktretend[34], um sie gleichsam als *Organ*[35] dem Begegnenden zur Verfügung zu stellen.

Daß die Steuerung der Bewegung selbsttätig – *autonom* – erfolgt, ist deshalb wichtig, weil nur ***so*** Selbstdurchsichtigkeit d.h. Selbst-**Ein**beziehbarkeit" und sodann „-**Ab**ziehbarkeit" (quasi nachträgliches „Sich-heraus-rechnen") möglich wird. Selbsteinbeziehbarkeit ist notwendig, weil es andernfalls zu Projektionen der eigenen Aktionen bzw. Bewegungen in die Außenwelt käme[36]. Man kann es auch so ausdrücken: Es ist eine doppelte Art von „Rückbezug" erforderlich: Reflexion und Zurücknahme des Reflektierten.

Dafür liefert die Wahrnehmungsphysiologie anschauliches Material. Sie nimmt *ratiomorph* (Brunswick 1957) manches vorweg, was auf höherer – d.h. auf kognitionspsychologischer – Ebene vom Menschen eigens bewerkstelligt werden muß. Ein einfaches – leicht nachvollziehbares – Experiment, ist das der Erzeugung von Scheinbewegungen des Umfeldes durch leichte Dislokation eines Bulbus mittels Druck von außen. Die dadurch erzeugten Blickbewegungen können – im Gegensatz zu dem *spontanen* Wandernlassen der Augen bzw. des Blicks – nicht entsprechend dem Reafferenzprinzip (v. Holst und Mittelstaedt 1950) „zurückgerechnet" werden. Auf der physiologischen Ebene erledigt das „Reafferenzprinzip", was auf höheren Stufen der Organisation von einem Sich-selbst-Durchsichtigwerden autonomer Spontaneität des Menschen geleistet werden muß. Nur dann verhelfen Sich-Bewegen (wie auch alles Sich-Verändern überhaupt) zur Überwindung der Subjektbezogenheit, wenn sie *als* eigene, autonome (und damit potenziell selbstdurchsichtige) in Dienst gestellt werden; nicht in den Dienst der Selbst-Bezogenheit (Selbstbespiegelung bis zum „Reflexionskrampf"), sondern in den der Welt-Bezogenheit, d. h. in den Dienst des „Seinlassens des Seienden" dessen, was „ist" – und nicht dessen, was behagt (*Realitätsprinzip* versus *Lustprinzip* gem. Freud). Man kann aber auch gegenüberstellen: Das, was wie auch immer der Selbstkonstitution als Voraussetzung alles Realisierens von etwas dient, und das, was dem Sich-Konstituieren von Realität für ein Selbst dient (Blankenburg 1965b).

Der wahn***freie*** Mensch vermag nicht nur auf seine zuvor eingenommenen Standorte – sie relativierend – zurückzuschauen, sondern darüber hinaus bis zu einem gewissen Grade auch auf andere Vorgegebenheiten seines Wahrnehmens und Fürwahrhaltens. Er könnte dies nicht, ohne dazu den zuvor eingenommenen Standort zu verlassen, Vorgegebenheiten[37] jeglicher Art (nicht nur die eigenen, sondern auch die alsdann durch Perspektiven-Austausch einzubeziehenden der Anderen) bis zu einem gewissen Grade aufzugeben[38]. Der gesunde Mensch verhält sich zu sich selbst nicht nur als zu einem bereits *vor*gegebenen, sondern überdies auch *auf*gegebenen Dasein. Der Weg zu der (freilich nur begrenzt möglichen) Aufhebung des Relativiertseins ist der eines nochmaligen, nun aber aktiven Relativierens dieses Relativiertseins. Dabei kommt dem Individuum das Relativiert-werden seiner eigenen Existenz durch die Intentionalität der Anderen[39] gleichsam zu Hilfe: Der Gesunde ist in der Lage, diese Infragestellung, die von derselben ausgeht, in großem Umfang nicht als Bedrohung (i. S. Sartres: „Die Hölle – das sind die Anderen"), sondern auch als Hilfe bei der notwendigen Selbstrelativierung und damit sowohl als Rektifizierung wie als Bereicherung der eigenen Perspektiven zu erleben.

Der wahn***kranke*** Mensch dagegen vermag *das* alles (soweit sein Wahn reicht) nicht. Er verfügt nicht über die notwendige Eigenbeweglichkeit, um sich aktiv – relativ frei – in andere Menschen – in die anderen Perspektiven derselben – hineinversetzen zu können. Dies, um sodann – die Perspektiven der Anderen einerseits internalisierend, andererseits relativierend – mit erweitertem Horizont zu sich selbst zurückzukehren. Entweder kommt er gar nicht so weit, sich in andere Menschen hineinversetzen zu können, weil er nicht über die dazu erforderliche Eigenbeweglichkeit (für ein Sichloslösenkönnen von sich selbst) verfügt. Oder aber – dies ist häufiger der Fall – dort, wo er sich in die Blicke der Anderen hineinzuversetzen vermeint, geschieht dies so, daß er dadurch nicht **eigen**beweglich-aktiv die eigene Perspektivenmannigfaltigkeit gleichsam instrumental um *die* der anderen erweitert und damit zugleich sein eigenes Selbst erweitert, sondern *„pathisch“*[40]: Er fühlt sich von den anderen „angeblickt“, von ihren Blicken „getroffen“. Manche Wahnkranke erleben sich dadurch wie gebannt. Das Sich-'gebannt'-Fühlen durch die Intentionalität der Anderen potenziert (im Rahmen einer „Intentionalitätsumkehr“ [Fuchs 1998]) die eigene Intentionalitätslähmung. Daraus resultiert ein verhängnisvoller Zirkel.

Dies haben vor vielen Jahren – auf die Blickanalysen Sartres zurückgreifend – Kulenkampff (1955, 1956), Zutt & Kulenkampff (1958), Zutt (1963) herausgearbeitet. Manche Wahnkranke erleben den Blick der Anderen wie einen „Bann-Strahl“; einer meiner Patienten (K.-H. Z., von Mathematik-Ordinarien wegen genialer mathematischer Ableitungen bestaunt) hat dies auf sehr differenzierte Weise beschrieben; ein anderer (M. Sch.) geriet anläßlich einer Magisterarbeit über Sartres Blickanalysen mit „Blickkämpfen“ experimentierend in eine akute Psychose hinein. Seltener kommt es vor, daß Wahnkranke glauben, durch ihren eigenen Blick andere schädigen zu können. Eine Patientin von uns trug deshalb, nicht um sich, sondern *andere* vor ihrem Blick zu schützen, ständig eine Sonnenbrille. In Japan („Schamkultur“) wird dergleichen häufiger beobachtet und unter die dort zahlreichen „Anthropophobien“ eingereiht. Zur Phänomenologie des Blickens in der Psychiatrie vgl. auch die Dissertation von H. Börnssen (1982); contra Sartre konzipierte er ein *„Fließgleichgewicht“* zwischen Erblicken und Erblicktwerden als Idealnorm zwischenmenschlicher Blick-Begegnung.

Bezüglich Paranoider mag man fragen: Was ist früher – das Sich-nicht-von-sich-selbst-Ablösen und Sich-nicht-in-Andere-Hineinversetzen-Können – oder das Erleben der Intentionalität **der Anderen als übermächtig**? Im zuletzt genannten Falle wäre die ***autistische Abkapselung*** des Wahnkranken nicht primär, sondern bereits Abwehr, d. h. Schutz, um sich nicht völlig wehrlos[41] der Intentionalität der Anderen (z. B. deren Blicke) ausgeliefert fühlen zu müssen[42]. Hier meldet sich also in akzentuierter Form das Problem der Beziehung zum „Anderen“[43]. Dieses ist für ein Verständnis *wahnhafter* Anmutungen von zentraler Bedeutung; ebenso wie in umgekehrter Richtung für das Verständnis eines jeden *wahnfreien* Bezugs zur Realität. Das wurde an anderer Stelle näher ausgeführt (Blankenburg 1994b).

3. Therapeutische Perspektiven

Hat diese – auf den ersten Blick sehr theoretisch anmutende – Konzeption Konsequenzen für die **Therapie**? Aus dem zuletzt Gesagten folgt, daß es wichtig ist, daß vom Therapeuten – als 'signifikantem Anderen' – weniger Infragestellung als vielmehr *Anerkennen* ausgeht. Benedetti prägte den Begriff der *„Positivierung"*. Schon früh übernahm er dazu von Binswanger den Begriff der *„Tragung"*, den dieser für die Psychosentherapie statt Freuds „Gegenübertragung" verwendete, sowie *„relatedness"* (Arieti), *„holding"* (Winnicott). Es geht dabei letztlich darum, jenes tiefere „An-Erkennen" zu vermitteln, das als Bedingung der Möglichkeit alles Akzeptierens von Realität für den Gesunden *selbstverständliche* Voraussetzung ist. Im wahnhaften Erleben des Patienten – in seinen „Parakonstruktionen" (Hartwich) – will das anerkannt werden, was darin, wenn auch noch so mißglückt, Versuch einer ***Re***stabilisierung oder *Neu*schöpfung der *Identität* der Person ist.

Auf die Dialektik des Anerkennens [44] in ihrer Bedeutung für die Behandlung Wahnkranker haben in den vergangenen Jahren außer Benedetti (1992) und anderen in der Tradition der Psychoanalyse stehenden Autoren wie Matussek (1996) und Mentzos (1997) – speziell Emrich (1993) und Wulff (1993, 1995, 1997) hingewiesen. Letzterer prägte den Begriff der *„projektiven Anerkennung"* (1993), der – wenngleich theoretisch auf anderer Ebene beheimatet – mit dem der *„Positivierung"* (Benedetti) zu vergleichen wäre. Ich meine, es geht dabei um einen – der Stufe des Erwachsenen entsprechenden – Wiederaufbau des *Urvertrauens* (Erikson) als Basis der „Natürlichen Selbstverständlichkeit" (Blankenburg 1991).

Daß alles Erkennen letztlich auf einem Anerkennen basieren soll, ist eine kühne These. Wulff (1997) entwickelte sie im Anschluß an die Reflexionen des späten Wittgenstein über „Gewißheit" – vgl. dazu H. R. Fischer 1987, 1998 sowie L. A. Sass 1995 – und suchte, darüber der *„Grammatik"* Schizophrener[45] auf die Spur zu kommen. Dies verweist auf eine Ebene, die ich seinerzeit – unter Einbeziehung der phänomenologischen „Epoché" – freizulegen trachtete (Blankenburg 1969, 1971, 1979, 1983); ein Ansatz, den neuerdings italienische Psychiater (Stanghellini 1997) in Verbindung mit Mundts Intentionalitätskonzept aufgriffen und weiterentwickelten. Diesbezüglich steht eine Auseinandersetzung mit systemtheoretischen Konzepten an.

Die methodische *Epoché* und das systematische phänomenologische Fragen[46] nach dem Sich-Konstituieren von etwas **als** etwas ermöglicht ein offeneres Sich-Einlassen auf Wahnkranke, d.h. Menschen, für die manche dem Gesunden selbstverständliche Voraussetzungen ihren Kurswert verloren haben; freilich zumeist nur in bestimmten Regionen,was oft unterschlagen wird. Wir versuchen mit Hilfe der *Epoché*, uns in eine Region zu versetzen, die ***vor*** dem Auseinanderdriften wahnhaften und wahnfreien Realitätsbezugs liegt. Das ermöglicht m. E. ein voraussetzungsfreieres Verhältnis zu psychotisch Kranken. Diese können sich auf einer anderen Ebene (anders) akzeptiert fühlen. Das bedeutet viel. Hängt doch davon wiederum ab, wie weit sie sich auf die Behandlung einlassen, inkl. Compliance hinsichtlich Medikamenteneinnahme; ebenso, ob Zwangsmaßnahmen sich vermeiden lassen, ob ein Patient ambulant behandelbar ist oder nicht usf. Dabei spielt eine wesentliche Rolle, inwieweit er sich in seiner Weise, die Welt zu erleben, ernst genommen, verstanden und akzeptiert weiß.

Auch für den Einstieg in die speziellere psychotherapeutische Behandlung kann dies eine Hilfe bedeuten. „Positivierung", „Tragung", „Projektive Identifikation" bzw. „Gegenidentifikation" usf. kommen eher zum Zuge. Die bewährten Leitlinien psychodynamisch und soziotherapeutisch orientierter Schizophrenie-Behandlung[47] können und sollen dadurch keineswegs ersetzt werden. Wohl aber lassen sie sich auf diesem Wege differenzierter fundieren, zum Teil auch modifizieren.

Eine Frage unter anderen ist: Wie läßt sich das Problem, das – in Zusammenhang mit dem der eigenen Identität – „der Andere" für schizophren werdende Menschen bedeutet, angehen? Außer dem personalen Ansatz in der Psychotherapie und einem konstitutionsphänomenologischen Dahinter-Zurückfragen bietet sich heute zudem noch eine ganz andere Möglichkeit an: *die* einer Anonymisierung des Realitätskontakts *mittels technischer Medien* (z. B. Computer-Kommunikation). In diesem Zusammenhang sehe ich die Frage von P. Hartwich (S. 19): „Welche Medien ...?". Die sensationellen Berichte über Erfolge bei Autisten (H. Selin) bedürfen sicher noch kritischer Klärung. Aber allein schon das Erwägen der Möglichkeit, die Schwierigkeiten, die nicht nur Kannersche und Aspergersche, sondern auch schizophrene Autisten mit dem Begegnen des „Anderen" – mit dem Zwischenmenschlichen überhaupt – haben, anstatt über das Konzept „Heilen aus der Begegnung" mittels der heute technologisch möglichen Anonymisierung des Kontakts zur Welt anzugehen, leuchtet ein, sosehr dies dem Ethos personaler Psychotherapie als bedenklicher Irrweg imponieren mag.

Die vom Modell der „Perspektivität"[48] ausgehende Sicht des Wahnproblems mißt – im Zusammenhang mit dem Bezug zum Anderen – der Fähigkeit zu *Eigen*-Initiative und -Mobilität (i. S. von Perspektivenbeweglichkeit und -austausch) besondere Bedeutung zu. Dies ist in eine spezielle Verhaltenstherapie schizophrener Patienten umsetzbar. Verschiedene Formen von Bewegungstherapie lassen sich einbeziehen und zu einem *Intentionalitäts*training ausbauen/weiterentwickeln; genauer: zu einem Interpersonalität einbeziehenden Training der Perspektivenbeweglichkeit[49] (Blankenburg 1991). Ein Perspektivenaustausch ist in einer anfangs eher spielerischen Weise regelrecht einzuüben. Ähnliches wurde schon von Bochnik et al. (1982) empfohlen. Es läßt sich heute differenzierter und in größerem Umfang in verhaltenstherapeutische Therapieprogramme einbauen.

Als Procedere bietet sich an, die Patienten zunächst einmal dazu anzuregen, sich in ihrem Umfeld beliebige Dinge von allen Seiten anzuschauen, um sie herumzugehen usf. Wichtig ist dabei die besondere Akzentuierung der zu entfaltenden Eigenaktivität mit dem dazu gehörigen Erleben. Man kann dies allmählich steigern; so zum Beispiel die Patienten auffordern, sich nicht nur der Aspektenvielfalt bestimmter Dinge in ihrem Umkreis zuzuwenden, sondern sodann auch den nächsten Bezugspersonen, um sich in deren Arbeits- und Lebenssituation hineinzuversetzen[50]. Als günstig haben sich auch Videofilme erwiesen. Mit ihnen lassen sich Gruppentherapien durchführen. Der Pausenknopf macht es möglich, in der Gruppe z. B. über die Deutung eines bestimmten emotionalen Ausdrucks oder über Motive in bestimmten situativen Zusammenhängen zu sprechen.

Erfahrungsgemäß gelingt das Gemeinte bei Akut-Kranken nur selten. Auch Nichtkataton-Schizophrene sind meist nur begrenzt in der Lage, die erforderliche Eigenbeweglichkeit und Spontaneität aufzubringen. Entsprechende Aufforderungen erleben sie als Überforderung. Das kann zu gegenteiligen Reaktionen führen (Rückzug oder Aggression). In der Regel wird zunächst einmal der Therapeut selbst es sein müssen, der seine Perspektive auf die des Kranken abstimmt, um ihn dort aufzusuchen und womöglich „abzuholen", wo er sich befindet[51].

Das kann auf *die* Weise geschehen, daß man sich nicht etwa dem Patienten direkt zuwendet (für manche ist eine noch so wohlmeinende unmittelbare Begegnung unerträglich), sondern versucht, die eigene Blick- und Intentionalität in die gleiche Richtung – parallel zu der Blick- oder Intentionalitäts-Richtung des Patienten – zu lenken; d. h. die Aufmerksamkeitsrichtungen zu „parallelisieren". Je weniger der Kranke ein Gegenüber (d. h. Begegnung) erträgt, wie bei Wahnkranken geläufig, desto wichtiger kann es sein, so vorzugehen; bedeutet es doch, so etwas wie eine „Gegenidentifikation" anzustreben[52]; gelingt es, läßt sich ein bescheidenes Stück *Solidarität* herstellen – als Basis für alles weitere. Was dabei wirkt, ist vielleicht nicht einmal sosehr das Tun als solches wie die damit zum Ausdruck gebrachte Einstellung. 1987 habe ich eine solche durch zufällig gleiches Lebensalter begünstigte Parallelisierung geschildert, die zu schlagartig einsetzender Besserung eines zuvor jahrelang therapieresistenten Zustandsbildes führte.

In dem Maße, in dem ein Patient sich mit seiner eigenen Perspektive nicht mehr allein und isoliert fühlt, in dem Maße ist er auch eher in der Lage, eine gewisse eigene Perspektivenbeweglichkeit zurückzugewinnen. Die „Bannung" durch die „Anderen" – das Von-ihrem-Blick-Getroffensein – nimmt ab. Bis zu einem gewissen Grade lassen sich sogar auch bei Halluzinanten auf diesem Wege Besserungen erzielen.

Was mich seit langem beschäftigt ist das Verhältnis zwischen „paradoxem" Vorgehen (V. E. Frankl, Palo-Alto und Mailänder Schule) oder „provokativer" Therapie bzw. „provokativem Stil" (Farelli) und „Positivierung". Diese Frage ist hier nicht in extenso zu erörtern. Doch mag der Hinweis wichtig sein, daß nicht jede paradoxe Konzeptualisierung ethisch bedenklich sein muß – etwa ironisch, aggressiv oder gar zynisch. Im positivierenden Vorgehen (Benedetti) sehe ich beides sich verbindend: Die „Positivierung" eines Symptoms mag man einerseits als „paradox" ansehen (hält es die Doxa doch für das Zu-Beseitigende). Die Arbeit aber, die es kostet, einem Symptom nicht nur pro forma etwas Positives abzugewinnen, setzt ein tieferes psychodynamisches Verstehen voraus (z. B. als einer, wenn auch noch so verdeckten und mißglückenden Coping-Intention). Eine „Positivierung", die nicht nur strategisch (sozusagen keinen anderen Ausweg als die Aufgabe des Symptoms lassend) konzipiert ist, erfordert einen intimeren Zugang zum Unbewußten des Patienten. Wir haben es bei der einfühlsamen, nur dem Außenstehenden paradox anmutenden „Positivierung" und einer mit *therapeutischem Double-bind* arbeitenden systemtheoretisch ausgeklügelten Strategie mit zwei – einerseits formal verwandten, andererseits hinsichtlich der Einstellung konträren Vorgehensweisen zu tun.

Pharmakotherapeutische Randbemerkungen

Angesichts der Grenzen, die sozio- und psychotherapeutischen Bemühungen gesetzt sind, ist es wichtig, aus den hier angestellten Überlegungen auch pharmakotherapeutische Konsequenzen abzuleiten. Nicht allein die '*Selbstverborgenheit*' der Wahnkranken ist zu beachten, sondern auch ihr die Perspektivenrigidität begünstigender Mangel an Spontaneität, der oft auch psychomotorisch zum Ausdruck kommt. Daher kann es sinnvoll sein, bei manchen, von Chronifikation bedrohten (früher oft allzurasch als „ausgebrannt" bezeichneten) Schizophrenen bezüglich der Medikation keineswegs ausschließlich an Neuroleptika zu denken – insbesondere an die sog. „atypischen" Antipsychotika, zu denen neben *Clozapin* und *Risperidone* jetzt *Olanzapine* hinzugekommen ist[53]. Außer der geläufigen Kombination mit leichten, in erster Linie stimmungsaufhellenden Antidepressiva kommt noch anderes in Betracht: Nach meiner Erfahrung ist in Einzelfällen – entgegen üblicher Indikationsstellung – auch an speziell den Antrieb stimulierende Psychopharmaka, wie MAO-Inhibitoren, zu denken. Dies gilt als riskant. Doch hat sich in einzelnen – sorgfältig ausgewählten – Fällen gezeigt, daß die damit verbundenen Chancen erstaunlich sein können (größer als die bekannten gefürchteten Gefahren). Freilich setzt die Einleitung einer solchen Therapie (nicht zuletzt um die Einhaltung der notwendigen Diät zu gewährleisten) stationäre Behandlung voraus und Erfahrung mit dieser Medikamentengruppe (der Autor hat ausschließlich Tranylcypromin verwendet). Erwähnt wird diese Indikation, weil sie – von den meisten Kollegen als zu gefährlich erachtet – bei Wahnkranken generell nicht in Betracht gezogen wird[54]. Unter meinen Patienten befinden sich einige, die nach jahrelanger frustraner *lege-artis*-Behandlung mit den geläufigen Antipsychotika als „austherapiert" galten, unter dieser Medikation dann aber eine zuvor nicht mehr für möglich gehaltene Besserung zeigten, in einem Fall sogar mit erfolgreicher beruflicher Rehabilitation. Vor einer Routine-Anwendung ist allerdings zu warnen. Kriterien dafür, wann im Einzelfall die Chance besteht, dadurch nicht etwa Agitiertheit, sondern vermehrte Eigeninitiative (mit verbesserter Perspektivenbeweglichkeit) zu provozieren, gibt es m. W. bisher nicht; sie dürften auch schwerlich zu objektivieren sein. Selbstverständlich bleiben Neuroleptika – insbesondere die sog. *atypischen* – mit Abstand die wichtigsten Medikamente für Wahnkranke.

Neben der Wahl und Dosierung eines Antipsychotikums verdient m. E. die Applikationsart besondere Beachtung. Dabei ist einerseits an die Anflutungsgröße zu denken, andererseits von Bedeutung, *wer* ein Medikament als erster verabreicht. Wenn eine i.v.-Injektion möglich und pharmakologisch vertretbar, ist diese – vom behandelnden Arzt persönlich vorgenommen – einer i.m.-Injektion m. E. vorzuziehen. Wiederholt habe ich eine verblüffende Wirkung erlebt; etwa derart, daß der Patient erstaunt fragt: „Warum hatte ich denn soeben noch solche Angst?", „Vielleicht ist alles ja doch nicht so, wie ich vorhin noch befürchtet habe" o. ä. Es ist wichtig, daß eine solche Aufhellung – gerade auch, wenn sie anfangs nur passager eintritt – psychotherapeutisch im unmittelbaren Kontakt genutzt wird. Solch ein Therapiebeginn kann – selbst dann, wenn der Anfangserfolg nicht anhält – für den weiteren Verlauf beträchtliche Folgen haben. Der Autor glaubt aus Erfahrung sagen zu können, daß mit der Verordnung einer i.m.-Injektion desselben Neuroleptikums (in der Regel durch das Pflegepersonal) nicht die gleiche Wirkung zu erzielen gewesen wäre. Die Frage, inwieweit der Unterschied durch den unmittelbaren Einsatz des behandelnden Arztes (persönliche Verantwortungsübernahme durch ihn: „Ich gebe Ihnen jetzt eine Spritze, und Sie werden sehen, daß Ihnen das guttun wird") sich erklärt, inwieweit die Anflutungsgröße[55] (*i.v.* versus *i.m.*) eine Rolle spielt, möchte ich offenlassen. Letzteres ist empirisch überprüfbar, für ersteres dürfte dies schwierig sein. Auch wenn ein und derselbe Arzt zwischen einer persönlich vorgenommenen i.m.- und i.v.-Injektion alternieren würde, wäre es nicht leicht, eine ausreichende Vergleichbarkeit herzustellen. Daß hinsichtlich besagter Vorgehensweise überhaupt Unterschiede bestehen, ist m. E. kaum bestreitbar. Dies läßt sich auch rückblickenden Äußerungen der Patienten nach Abklingen der akuten Psychose entnehmen. Wichtig ist – weil Vertrauen bahnend –, wenn wenigstens initial der die Medikation verordnende Arzt sie auch selber injiziert – also Verordnender und Verabfolgender ein und dieselbe Person sein kann. Dies gewinnt für nicht wenige Kranke eine symbolische [56] Bedeutung.

4. Überblick über die Möglichkeiten psychotherapeutischen Umgangs mit Wahnkranken

Ist das Gesagte nun nur im Rahmen dieser (Ende der 50er Jahre in Freiburg entwickelten) Konzeption von Wahn – Mundt (1996) spricht abkürzend vom „Gestaltkreismodell“[57] – gültig? Kommen nicht noch ganz andere Modelle für die Entstehung von Wahn in Betracht? Welche Möglichkeiten eines Umgangs mit wahnhaften Realitätsverkennungen gibt es überhaupt?

Zu letzterem nur ganz kurz: Viele der anderen Konzepte lassen sich – wie beim Konkretismus-Modell deutlich – ohne Schwierigkeiten auf das hier vertretene zurückführen. Um das zu erläutern, müßte sehr viel weiter ausgeholt werden.

Hier empfiehlt sich eine Beschränkung auf die – für die Praxis wichtige – zweite Frage: Welche Formen eines therapeutischen Umgangs mit Wahn kommen überhaupt in Betracht? – Ein vorläufiger Überblick:

1. Rational argumentierende Korrektur (Anregungen zu „reality-testing“ und „reasoning“[58]).
2. Ablenkung vom wahnhaften Erleben (Versuch einer Interessenverlagerung in Richtung wahnfreier Erlebnisbereiche): Anknüpfung an mit der Wahnthematik nicht in Zusammenhang Stehendes, etwa an z. B. aus Kindertagen her Altvertrautes oder – wenn gelingend, noch besser – Versuch einer Öffnung für Neues, Fesselndes, womöglich Selbstwertgefühle Steigerndes.
3. Anteilnehmendes, deutungsfreies Eingehen auf das Wahnerleben, wie es der psychiatrischen Tradition entspricht. Ein solches, anteilnehmendes Eingehen auf das Erleben eines Wahnkranken ohne jede Korrekturabsichten verstößt gegen ein *common-sense*-motiviertes Verhalten. Insofern kann es bereits als ein Vorstadium oder sogar als Übergang zu einem „paradoxen“ Vorgehen (→ 4) angesehen werden[59]. Daß traditionelle Abstinenz von jeglichem argumentierenden „Ausreden-“ oder „Widerlegen-Wollen“ von Wahn als ein Vorstadium paradoxen Vorgehens angesehen werden kann – wurde m. E. bisher zu wenig beachtet bzw. wahrgenommen. Es hat den Anschein, daß manche Wahnkranke das

nicht nur dankbar akzeptieren („Herr Doktor, mit Ihnen kann man ja darüber reden"), sondern sich dadurch sogar ein wenig befremdet fühlen. Daß umgekehrt argumentierendes *„Ausreden-" oder „Widerlegen"-Wollen* das Wähnen zumeist eher „anheizt", ist bekannt. Vor allem bei nicht-schizophrenen wahnhaften Störungen ist das der Fall, wogegen viele Schizophrene diesbezüglich eher indifferent – quasi „immun" – anmuten. Die Möglichkeit, durch einen psychodynamisch einfühlsamen[60], gleichwohl leicht überakzentuierten Miteinstieg in ein „Wähnen" wird m. E. noch nicht hinreichend genutzt. Die dadurch zu erzielenden quasi „Gegenreaktionen" sind mitunter frappierend. Psychiatrisch Unerfahrene aber seien gewarnt. Es gibt Fehlschläge. Das ärztliche Gebot des *„nil nocere"* hat in jedem Fall Vorrang.

4. Methodisch bewußtes **„Paradoxes"** Vorgehen (paradox im Hinblick auf das, wozu das Alltagsbewußtsein sich gedrängt fühlt: Zwei verschiedene Möglichkeiten kommen in Betracht:
   a. Strategisches Vorgehen (wie es vor allem systemtheoretisch orientierte Therapeuten anzielen): Dieses versucht – z. B. durch ein therapeutisches *„double bind"* – den Kranken quasi dazu zwingen, den Wahn aufzugeben, oder – wie es auch andere Therapeuten versuchen – wenigstens durch gezielte Provokation von Widerspruch das Abstandnehmen vom Wahn zu erzwingen (z. B. sog. „Provokative Therapie"-verfahren).
   b. Empathisches Vorgehen:
      z. B. „Positivierung" (G. Benedetti 1992);
      „Partielle Identifikation ... bei gleichzeitiger vorsichtiger Begrenzung von Verschmelzungswünschen" (Teusch et al. 1987);
      „Projektive Anerkennung" (E. Wulff 1995).

Ist das Vorgehen in a. + b., rein formal betrachtet, auch ähnlich, so doch in der menschlichen Einstellung – in der Frage des Ernstnehmens – konträr. Aber beides setzt ein – nicht beim Vordergründigen stehenbleibendes – psychodynamisches Verstehen der ***vor****prädikativen Wahnaussage* voraus. Das ist freilich leichter gesagt als getan – leichter postuliert als realisiert.

Die vom Betroffenen nicht *als solche* geleistete metaphorische Arbeit muß nachgeholt werden; das bedeutet:

Erst ***Über****setzen*[61] in die Sinn-Welt – „Sinn-Region" (Schütz 1970) – des Kranken. Dann Über***setzen*** in unsere Sprache, um eine rationale Grundlage zu gewinnen, für ein sodann erfolgendes erneutes **Rück-*Über***setzen in die Sinn-Welt des Betroffenen, um ohne Unwahrhaftigkeit ***„positivierend"*** auf ihn einzugehen.

In der Tradition der Psychoanalyse arbeitende Psychotherapeuten nehmen dafür (mehr oder weniger entschieden) abgewandelte psychoanalytische Konzepte in Anspruch, Wulff – für das, was er „projektive An-erkennung" nennt – ein „intuitiv-rekonstruierendes" Verfahren, das die Phänomenologie Husserls und den späten Wittgenstein einbezieht.

5. Differential-Indikationen für den Umgang mit Wahnkranken

Welche *Differential-Indikationen* gibt es für das therapeutische Vorgehen? Wann gilt es, auf ein Wahnerleben – es psychodynamisch ernstnehmend –, therapeutisch näher einzugehen – wann, es als etwas rein Pathologisches, lediglich Zu-Beseitigendes, zu betrachten und womöglich auch den Patienten selbst – psychoedukativ – davon zu überzeugen, was natürlich hinsichtlich Medikamenten-Compliance und sozialer Rehabilitation im Hinblick auf die meisten Patienten der gangbarste Weg sein dürfte? Um das Gemeinte an Beispielen zu verdeutlichen:

Einen schönen therapeutischen Erfolg kann es bedeuten, wenn eine bereits entlassene, weit entfernt wohnende Patientin (D. Schn.) morgens anruft und am Telefon sagt: „Ich hatte eine schlechte Nacht – wieder mit dem Gefühl, als ob 'Wanzen' in die Wände meines Zimmers eingebaut wären. Da habe ich dann 20 Tropfen Haloperidol mehr genommen. Es geht mir jetzt schon etwas besser. War das die richtige Dosis? Oder soll ich noch etwas mehr nehmen?". Dies illustriert recht gut die eine hier anstehende/akzentuierte Alternative: Sollten wir – allein das Verhältnis zur Alltags-Realitätsrealität als Maßstab gelten lassend – nicht alles daransetzen, dergleichen zu erreichen und froh sein, wenn es gelingt, daß eine Patientin sich so verhält?

Es gibt viele Wahnkranke, denen gegenüber dies das adäquate und zureichende Therapieziel sein dürfte; – mit der Erwartung, daß sie früher oder später auf die Psychose wie auf einen bösen Traum zurückschauen, an den sie nicht gerne erinnert werden möchten. Doch es gibt andere, die damit nicht zufrieden sind. Vor allem in den Gruppen „Psychose-Erfahrener" kommen sie zu Wort. Dies ist dort ein wichtiges Thema[62]. Als Beispiel hierfür die Worte einer erfolgreich behandelten Patientin, die Benedetti (1991) am Ende seines Beitrages zum Marburger Symposium „Wahn und Perspektivität" zitierte:

„Wenn man erlebt, daß Wände warm und voll Strahlen werden, wie elektrisch, können Sie etwas daraus machen? Bei solchen Erlebnissen tönen die Worte so absurd, man ist zu Tode entsetzt, wenn man es sagen würde; dabei bedeutet es in Wahrheit etwas Entscheidendes, Lebendiges, sich Veränderndes, man fühlt, daß es lebendiger ist, aber man ist entsetzt, weil man nur diese absurden Worte hat, die einen selbst erschrecken; man hat eine ungeheure Angst, daß Sie dann z. B. sagen 'nein, elektrische Wände gibt es nicht' und damit das Lebendige als verrückt darstellen und abtöten, *statt einem die richtigen Worte dafür zu geben* (kursiv/W. B.), so daß man erleben kann, daß das wirklich ist und sein darf. Solche Beispiele gibt es zu Hunderten, Tausenden; wo man etwas sich Durchsetzendes erlebt, ist es mit einer absurden alten Sprache vermischt, so daß man selbst den Sinn nicht mit vernünftigen Worten weiß, und ihn doch deutlich und sinnvoll im Gegensatz zum alten Geist erlebt, aber nur absurde Worte zur Verfügung hat, über die und deren Vermischung man selbst entsetzt ist; *und man braucht dringend jemanden, der einem die richtigen Worte dafür gibt, statt es abzustreiten.*" (kursiv/G. B.).

Das von beiden Patienten Gesagte illustriert recht gut die hier akzentuierte Alternative: Soll man gegenüber unseren Patienten allein das Realitätsprinzip vertreten und zufrieden sein, wenn eine Patientin wie die oben genannte, am Telefon nur fragt, ob sie die richtige Dosis eines Neuroleptikums genommen habe? Es wäre ideologisch, meine ich, beide Aspekte gegeneinander auszuspielen. Es gibt so etwas wie Differential-Indikationen. Einerseits sind unterschiedliche Umstände (wozu unter anderem auch Zeit und Ausbildung des Psychiaters gehören) zu berücksichtigen. Andererseits ist die Primärpersönlichkeit des Patienten in Rechnung zu stellen. Ist er jemand, dem die Hintergründe seines Erlebens wichtig sind ? Oder jemand, dem es primär darum zu tun ist – und dem es auch ansteht –, das Leben nach seiner pragmatischen Seite zu nehmen? Es wäre falsch, verschiedene Lebensstile wertend gegeneinander abzuheben oder gar auszuspielen. Unabhängig von den gegebenen Möglichkeiten kann für den einen Patienten *diese*, für einen anderen *jene* Vorgehensweise angemessener sein. Das mag gelegentlich den Grund für eine Überweisung an einen anderen Kollegen abgeben. Eine Kombination von beiden Therapieausrichtungen ist wünschenswert, aber in der Praxis nicht leicht so realisierbar, wie postulierbar. Daß man keinem Wahnkranken Psychopharmaka vorenthalten wird, versteht sich von selbst. ***Wie*** man ihn aber überzeugt, daß (aus welchem Grunde und mit welchem Ziel) sie für ihn notwendig sind, kann sehr unterschiedlich aussehen.

Insgesamt betrachtet, wird man im psychotherapeutischen bzw. psychagogischen Umgang kaum ganz um die besagte Alternative herumkommen: wie wenig oder wie sehr ein Therapeut sich auf die Wahninhalte seines Patienten einlassen sollte oder nicht. Doch auch, wenn er ihn in erster Linie als Bundesgenossen für psychopharmakologische Beseitigungsstrategien zu gewinnen sucht, ist diese Frage nicht nebensächlich.

6. Kasuistisches

Nach den eingangs vielleicht allzu theoretisch anmutenden Ausführungen nun zum Schluß noch einige an konkrete Alltagserfahrungen anknüpfende Annäherungen an das Problem: Wie geht der Gesunde mit fragwürdigen Realitätserfahrungen um? Es ist gut, wenn Psychiater sich dergleichen womöglich aus eigenem Erleben[63] zu vergegenwärtigen versuchen[64].

Ein Beispiel aus meiner Studentenzeit: Gegen Ende des Studiums abends allein in meinem Zimmer – ich hatte gerade eine Famulatur in der Psychiatrie absolviert – schien plötzlich der Boden unter meinen Füßen zu wanken. Ich sagte mir: Erdbeben sind in unseren Breiten selten, psychotische Verkennungen der Realität dagegen, wie gerade auf der Station erlebt, häufig. Vorsichtshalber ging ich daher ins Parterre zu meinen Wirtsleuten und fragte mit betont harmloser Miene, ob sie irgendetwas Besonderes bemerkt hätten. Als sie sogleich auf das Erdbeben zu sprechen kamen, war ich beruhigt.

Auch psychotisch Erkrankte versuchen mitunter, ihr Erleben hinsichtlich des Bezugs zur objektiven Realität zu **überprüfen**. Einige Beispiele seien kurz genannt:

Der Patient, an dem K. Schneider ([13]1987, S. 51[65]) erläuterte, was er unter einer „Wahnwahrnehmung" verstand, hatte den elementaren Eindruck, daß der Hund so auffallend „apportierte", keineswegs blindlings, daß dies nur ihm gelten könne; er versuchte vielmehr nachzuprüfen, ob dies bei einem vor ihm Gehenden auch geschehen sei. Die Möglichkeit eines Zufalls[66] wurde somit – jedenfalls formaliter – nicht von vornherein ausgeschlossen. Dies, wenngleich diese Überprüfung in den Augen Außenstehender von vornherein als in die wahnhafte Selbsttäuschung einbezogen anmutet.

Einer meiner Patienten, ein Oberstudienrat, der sich von der Stimme eines Mädchens belästigt fühlte, steckte sich Oropax in die Ohren, um zu prüfen, ob die Stimme denn auch „tatsächlich von außen und nicht aus seinem Kopf" käme. Da er dann tatsächlich die Lautstärke der Stimme abgeschwächt zu hören glaubte, konnte ihn dieses an und für sich sinnvolle Experiment in seinem Wähnen nur bestärken.

Ein Röntgenologe, der sich „bestrahlt" fühlte, experimentierte mit Bleiplatten, um zu klären, ob die „Strahlen", die er zu spüren meinte, körperbedingt seien oder von außen kämen. Wie der Oberstudienrat glaubte er konstatieren zu müssen, daß die Bleiplatten die „Strahlen" abhielten. Solche Beispiele ließen sich vermehren, wenngleich es sich insgesamt um Ausnahmen handelt. Die meisten Wahnkranken zeigen einen deutlichen Widerstand gegen ein systematisches Testen der Realität – auch wenn sie intelligenzmäßig dazu in der Lage wären. Ihr Verhältnis zur Realität ist ***in** den Wahn integriert* (freilich nur so weit er reicht).

Sind also Wahnkranke mitunter auch durchaus in der Lage – wenngleich nur selten gewillt –, sich auf eine Realitätsprüfung einzulassen, gehen sie dabei in der Regel nicht viel anders vor, als es Gesunde tun würden. Doch unterliegen sie dabei charakteristischen Täuschungen – das Mißlingen jeder Korrektur scheint vorprogrammiert zu sein. Dies gilt zumindest für den Höhepunkt der Erkrankung. Oder sie sind nicht in der Lage, angemessene Konsequenzen daraus zu ziehen. Lassen sie sich überhaupt auf eine Schein-Überpüfung ein, entziehen sie sich alsdann der „Konsequenz der natürlichen Erfahrung" (Binswanger 1965, unter Bezug auf eine Wendung Strindbergs).

Als weiteres Beispiel nenne ich eine angehende Juristin. (Trotz schizophrener Psychose hatte sie dank partiell funktionierender „doppelter Buchführung" ihr Staatsexamen gerade noch bestehen können) Unter anderem wähnte sie, von Jackie Kennedy 1 Million Dollar überwiesen zu bekommen. Nach einiger Mühe war sie – gegen einen charakteristischen Widerstand – zu bewegen, von meinem Zimmer aus mit der zuständigen Bank zu telefonieren: Es war beachtlich, mit welch gut gespieltem Gleichmut sie fragte, ob auf ihrem Konto nicht ein größerer Betrag eingegangen sei. Als dies verneint wurde, konnte sie sich mit einem höflichen Dank für die Auskunft verabschieden, so daß der Bankangestellte wohl kaum einen Verdacht geschöpft haben dürfte. Ebenso beeindrukkend war aber dann,wie wenig diese Information – abgesehen von einer gewissen Verlegenheit[67], die sie zu überspielen versuchte – an ihrem Wahn etwas änderte.

Diese Beispiele zeigen, daß ein Wahn – wie schon Jaspers feststellte – sich gegenüber noch so scharfsinnig ausgeklügelten Überprüfungs-Strategien als 'stärker' erweist. Fast stets findet er Wege, das Argumentationsmaterial, nicht nur zu entkräften, sondern sich gleichsam einzuverleiben und zur eigenen Absicherung zu verwenden. Nicht an der Fähigkeit zu einem „Sensible Hypothesis Testing" mangelt es[68], sondern an der Fähigkeit entsprechende Konsequenzen daraus zu ziehen: Der Wahn erweist sich als das Umgreifendere: das, was das **Sich**-Konstituieren von Begegnendem einzubeziehen 'weiß'[69].

7. Schlußwort

Man sollte im Auge behalten: Beseitigungs-Strategien – die kein anderes Ziel verfolgen, als Nicht-sein-Sollendes zu beseitigen – sind nicht alles, was wir für unsere Patienten brauchen. Beseitigen bedeutet noch nicht unbedingt Ermöglichen. Eben dies: **Ermöglichung** eines lebenswerten Lebens für unsere Patienten – ist aber gerade das, worauf es letztlich ankommt. Dazu gehört, ihnen zu ermöglichen, die Realität (die der Umwelt wie auch die eigene) ohne allzugroße

Einbußen wieder – oder besser: von neuem – so annehmen zu können, wie sie „ist" – und daß heißt: wie sie sich – im intersubjektiven Kontext mit anderen Menschen als die uns *gemeinsame* Welt darstellt.

Literatur

AMDP (Hg) ([5]1995): Das AMDP-System. Manual zur Dokumentation psychiatrischer Befunde. 5. Aufl., Hogrefe, Göttingen

American Psychiatric Association (1994): Diagnostic and Statistical Manual of Mental Disorders, Fourth Edition (DSM-IV). Washington, DC, American Psychiatric Association

Andreasen NC, Carpenter WT (1993): Diagnosis and Classification of Schizophrenia. Schizophr. Bull. 1993; 2:199-212

Azorin J-M (1996): Position du psychiatre phénoménologiste par rapport psychoses et aux névroses. Confrontations psychiatriques 37:197-218

Bentall RP, Young HY (1996): Sensible Hypothesis Testing in Deluded, Depressed and Normal Subjects. British Journal of Psychiatry 168:372-375

Benedetti G (1991): Der Wahn in der Sicht der Psychotherapie. In: Blankenburg W (Hg): Wahn und Perspektivität. Enke, Stuttgart

Benedetti G (1992): Psychotherapie als existentielle Herausforderung. Vandenhoeck & Ruprecht, Göttingen

Bernet R (1992): Délire et Réalité. Études phénoménologiques 15:14-54

Blankenburg W (1965): Die Verselbständigung eines Themas zum Wahn. Jb.Psychol. Psychother. med. Anthropol. 13:137-164

Blankenburg W (1971): Der Verlust der natürlichen Selbstverständlichkeit. Zur Psychopathogie symptomarmer Schizophrenien. Enke, Stuttgart

Blankenburg W (1981): Wie weit reicht die dialektische Betrachtungsweise in der Psychiatrie? Psychother. med. Anthropol. 13:137-164

Blankenburg W (1982): Zur Indikation hermeneutischer Methoden in der Psychotherapie. In: Helmchen H, Linden M, Rüger U (Hg): Psychotherapie in der Psychiatrie, S. 41-46. Springer, Berlin - Heidelberg - New York

Blankenburg W (1983): Die Psychotherapie Schizophrener als Ort psychoanalytisch-daseinsanalytischer Konvergenz. Nervenarzt 54:144-149

Blankenburg W (1987): Wahn und Halluzination in phänomenologisch-anthropologischer Sicht. In: Olbrich HM (Hg): Wahn und Halluzination. Springer, Berlin - Heidelberg - New York

Blankenburg W (1991): Perspektivität und Wahn. In: Blankenburg W (Hg): Wahn und Perspektivität. Enke, Stuttgart

Blankenburg W (1992): Wahn. In: Battegay R et al (Hg): Handwörterbuch der Psychiatrie. 2. Aufl., S. 648-661. Enke, Stuttgart

Blankenburg W (1994): Methodological basic questions of the psychopathological research in delustion (jap. translat. by T. Ikuta). Jap. Journal of Psychopathology 15/3:215-226 (1994)

Blankenburg W (1997): Rapport non délirant à délire (trad. par M. Géraud). Évol. Psychiatrique 62:285-297

Bochnik HJ, Gärtner-Huth C, Richtberg W (1982): Besinnungstherapie als Hilfe zur Selbsthilfe; in: Helmchen H et al (Hg): Psychotherapie in der Psychiatrie. Springer, Berlin - Heidelberg - New York

Böker W, Brenner HD (Hg) (1997): Behandlung schizophrener Psychosen. Enke, Stuttgart

Börnssen H (1988): Blicken und Erblicktwerden als Fließgleichgewicht physiognomischer Mächte. Diss. Marburg

Bohleber W (1998): Editorial. Psyche 52/9-10:797-800

Bovet P, Parnas J (1993): Schizophrenic Delusions: A Phenomenological Approach. Schiz. Bull. 19:579-597

Chadwick P, Birchwood M, Trower P (1996): Cognitive Therapy for Delusions, Voices and Paranoia. John Wiley & Sons, Chichester - New York etc.

Ciompi L (1982): Affektlogik. Klett-Cotta, Stuttgart

Conrad K (1958): Der beginnende Wahn. Thieme, Stuttgart

Corsi T (1982): Der schizophrene Wahn: Abwehr und Medium der Begegnung. In: Battegay R (Hrsg) Herausforderung und Begegnung in der Psychiatrie. Zu Ehren von Professor Dr. med. Gaetano Benedetti. Huber, Bern - Stuttgart - Wien

De Vooght L (1994): Soi et aller de soi. L'art du Comprendre N° 1: 69-84 (1994)

Emrich H (1989): Psychiatrische Anthropologie. Pfeiffer, München

Emrich H (1998): Systemtheoretische Forschungsansätze. Referat beim 3. Aachener Methodensymposion „Neuere Entwicklungen in der Wahnforschung" 9.-11.7.1998

Farelly F, Brandsma JN (1986): Provokative Therapie. Springer, Berlin - Heidelberg - New York

Fenton WF, McGlashan TH (1995): Schizophrenia: Individual psychotherapy. In: Kaplan HI, Sadock BJ, (eds): Comprehensive textbook of psychiatry, VI, vol. 1. Williams & Wilkins, Baltimore, pp 1007-1018

Fischer HR (1987): Sprache und Lebensform. Wittgenstein über Freud und die Geisteskrankheiten. Athenäum, Frankfurt/M.

Fowler D, Garety Ph, Kuipers E (1996): Cognitive Behaviour Therapy for Psychosis. Theory and Practice. John Wiley & Sons, Chichester - New York etc.

Frauenfelder A, Ebner G, Schätzle M (1998): Zum Stand der Psychotherapie der Psychosen. Nervenarzt 69:823-825

Freud A (1936): Das Ich und die Abwehrmechanismen. Nachdruck. Kindler, Zürich

Freud S: „Manuskript H" in „Aus den Anfängen der Psychoanalyse". Briefe an Wilhelm Fliess, Abhandlungen und Notizen aus den Jahren 1887-1902. London: Imago Publ. pp 118-124

Freud S (1924): Neurose und Psychose. Int. Zschr. f. PsA Band X. In: gesammelte Werke Bd. XIII, pp.. 387-392

Freud S (1924): Der Realitätsverlust bei Neurose und Psychose. Int. Zschr. f. PsA Heft 1. In: Gesammelte Werke Bd. XIII, S. 361-368. London: Imago Publ. 1940/Frankfurt/M. [7]1972

Frith CD (1992): The Cognitive Neuropsychology of Schizophrenia. L Erlbaum Ass., Hilldale (USA), Hove (UK)

Fulford KWM. (1991) Evaluative delusions: British Journal of Psychiatry 159 (suppl. 14) 108-112

Gallagher Sh (1997): Mutual Enlightment:Recent Phenomenology and Cognitive Science. Journal of Consciousness 4:195-214

Garety PhA, Hemsley DR (1995): Delusions. Investigations into the psychology of delusional reasoning. Oxford Univ.Press, Oxford

Glatzel J (1981): Spezielle Psychopathologie. Enke, Stuttgart

Hartwich P (1980): Schizophrenie und Aufmerksamkeitsstörung. Zur Psychopathologie der kognitiven Verarbeitung von Aufmerksamkeitsleistungen. Springer, Berlin - Heidelberg - New York

Hartwich P (1987): Schizophrenien: Kognitive Gesichtspunkte. In: Krisker K P et al: Psychiatrie der Gegenwart 4. Springer, Berlin - Heidelberg - New York

Hartwich P (1996): Praktische psychotherapeutische Vorgehensweisen bei schizophrenen und schizoaffektiven Psychosen. In: Hartwich P, Haas St (Hg): Pharmakotherapie und Psychotherapie bei Psychosen. Verlag Wissenschaft & Praxis, Sternenfels - Berlin, S. 41-51

Hartwich P (1999): Die Parakonstruktion: eine Verstehensmöglichkeit schizophrener Symptome. In: Hartwich P, Pflug B (Hg): Schizophrenien: Wege der Behandlung. Verlag Wissenschaft & Praxis, Sternenfels - Berlin

Huber G, Gross G (1988): Wahn. Enke, Stuttgart

Hutterer-Krisch R (Hrsg) (1994): Psychotherapie mit psychotischen Menschen. Springer, Wien - New York

Internationale Klassifikation psychischer Störungen. ICD-10 Kapitel (F). Hrsg. von H Dilling et al. Huber, Bern - Göttingen - Toronto

Janzarik W (1988): Strukturdynamische Grundlagen der Psychiatrie. Enke, Stuttgart

Jaspers K ([7]1959): Allgemeine Psychopathologie. Springer, Berlin - Göttingen - Heidelberg

Kisker KP (1970): Dialogik der Verrücktheit. Ein Versuch an den Grenzen der Anthropologie. Nijhoff, Den Haag

Klosterkötter J (1988): Untersuchungen zur Entstehung schizophrenen Wahns. Springer, Berlin - Heidelberg - New York

Klosterkötter J (1998): Untersuchungen zur Entstehung schizophrenen Wahns. Referat beim 3. Aachener Methodensymposion "Neuere Entwicklungen in der Wahnforschung" 9.-11.7.1998

Kulenkampff C (1956): Erblicken und Erblickt-werden. Das Für-andere-sein (J-PSartre) in seiner Bedeutung für die Anthropologie der paranoiden Psychosen. Nervenarzt 27: 2-27

Lang H, Weiss H (1994): Zur Struktur und Psychodynamik des Wahns. ZKPPP 42:118-127

Lempp R (1973): Psychosen im Kindes- und Jugendalter – eine Realitätsbezugsstörung. Huber, Bern - Stuttgart - Wien

Medri G (1981): Die wechselseitige Identifikation in der Beziehung zum psychotischen Patienten. In: Battegay R (Hrsg) Herausforderung und Begegnung in der Psychiatrie. Benedetti-Festschrift. Huber, Bern - Stuttgart - Wien

Mishara A, Schwartz M (1995): Conceptual analysis of psychiatric approaches: phenomenology, psychopathology, and classification. Current opinion in Psychiatry 1995, 8:312-316

Müller-Suur H (1950): Das Gewißheitsbewußtsein beim schizophrenen und beim paranoiden Wahnerleben. Fortschr. Neurol. Psychiatr. 18:44-51

Mundt Ch (1991): Constituting Reality - Its Decline and Repair in the Long-Term Course of Schizophrenic Psychoses: The Intentionality Model. In: Marneros A, Andreasen NC, Tsuang, MT (Eds): Negative Versus Positive Schizophrenie. Springer, Berlin - Heidelberg - New York, pp. 96-108

Mundt Ch (1996): Zur Psychotherapie des Wahns. Nervenarzt 67: 515-523

Mundt C, Maier S (1998): Methoden des psychotherapeutischen Zugangs zum Wahnkranken. Referat beim 3. Aachener Methodensymposion "Neuere Entwicklungen in der Wahnforschung". Referat in Vaals am 9.-11.7.1998

Sass LA (1995): The Paradoxes of Delusion. Cornell Univ. Press, New York

Scharfetter C (1996): Das weite Spektrum bedürfnisangepaßter Therapien. In: Hartwich P, Haas St (Hg): Pharmakotherapie und Psychotherapie bei Psychosen. Verlag Wissenschaft & Praxis, Sternenfels - Berlin, S. 41-51

Schmidt-Degenhardt M (1998): Zur Problemgeschichte und Psychopathologie der Paranoia. Fortschr.Neurol.Psychiat. 66:313-325

Schüttler R (1991): Welche Bedeutung hat das Konzept der Basissymptome. In: Schüttler R: Theorie und Praxis kognitiver Therapieverfahren bei schizophrenen Patienten. Zuckschwerdt, München - Bern - Wien - San Francisco

Shulman B (1980): Individualpsychologische Schizophreniebehandlung. Reinhardt, München

Spitzer M (1989): Wahn. Springer, Berlin - Heidelberg - New York

Spitzer M (1990): On Defining Delusions. Compr. Psychiatry 33:377-399

Stanghellini G (1997): For an Anthropology of Vulnerability. Psychopathology 30:1-11

Stierlin H (1981): Der Therapeut Schizophrener als Dialogspartner und Dialogsermöglicher. In: Battegay R (Hrsg) Herausforderung und Begegnung in der Psychiatrie. Benedetti-Festschrift. Huber, Bern - Stuttgart - Wien

Stierlin H (1994): Ich und die anderen. Klett-Cotta, Stuttgart

Strauss JS (1992): The Person-Key to Understanding Mental Illness: Towards a New Dynamic Psychiatry, III. British J. of Psychiatry, 16: (suppl. 18), 19-26

Surguladze SA, David AS (1998): Cognitive neuropsychiatry and schizophrenia. Current Opinion in Psychiatry 11/1:39-44

Tatossian A (1996): La phénoménologie: une épistémologie pour la psychiatrie? Confrontations psychiatriques 1996; 36

Walkup J (1995): A Clinically Based Rule of Thumb to Classifying Delusions. Schizophrenia Bull. 21/2, 323-331

Watzlawick (1977, [4]1991): Die Möglichkeit des Andersseins: zur Technik der therapeutischen Kommunikation. Huber, Bern - Stuttgart - Toronto

Weizsäcker V v (1940): Der Gestaltkreis. Stuttgart: Thieme (und 1997 im Rahmen der Suhrkamp-Ausgabe)

Widlöcher D (1994): A propos de la croyance délirante. Revue Internationale de Psychopathologie 14: 249-269 (1994)

Wiggins O, Spitzer M (1997): Cognitive Science. In: Embree L (ed): Encyclopedia of Phenomenology; pp. 101-104. Kluwer, Dordrecht - Boston - London

Wulff E (1993): Überlegungen zur Dialektik von Seinlassen und Verändern. Vortrag, gehalten auf dem Symposium "*Intersubjektivität* und *Interpersonalität*" am 18.06.93 an der Psychiatrischen Klinik der Universität Marburg.

Wulff E (1995): Wahnsinnslogik. Von der Verstehbarkeit schizophrener Erfahrung. Psychiatrie-Verlag, Bonn

Wulff E (1997): Wittgensteins Gewißheitsanalyse und die schizophrene Bodenlosigkeit. Vortrag in Gießen am 23.5.97

Zerchin S (1990): Auf der Spur des Morgenstern. Psychose als Selbstfindung. Ein Erlebnisbericht, hg. von H. Krieger. List, München - Leipzig

Zutt J, Kulenkampff C (Hg) (1956): Das paranoide Syndrom in anthropologischer Sicht. Springer, Berlin - Heidelberg - New York

Anmerkungen

[1] DSM-IV (1994, p. 765 f.) formuliert: „A false belief based on incorrect inference about external reality that is firmly sustained despite what almost everyone else believes and despite what constitues incontrovertible and obvious proof of evidence to the contrary. The belief is not one ordinarily accepted by other members of the person's culture or subculture (e.g. it is not an article of religious faith). When a false belief involves a value judgement, it is regarded as a delusion only when the judgment is so extreme as to defy credibility."

[2] Diesen Unterschied – daß schizophrene Wahnkranke zumeist wenig Bemühungen an den Tag legen, ihr Erleben zu begründen, wogegen nicht-schizophrene Patienten mit „wahnhaften Störungen" diesbezüglich oft sehr aktiv sind, ja geradezu darum kämpfen –, wurde in der weiter zurückliegenden Literatur besonders klar von H. Müller-Suur (1952) herausgearbeitet.

[3] M. Schmidt-Degenhardt (1998) gab kürzlich noch einmal einen Überblick über das Paranoia-Problem (dort auch Hinweise auf die ältere Literatur).

[4] Vgl. Andreasen & Carpenter (1993), Blankenburg (1992), Garety & Hemsley (1995), Mundt (1996), Mundt & Maier (1998), Schmidt-Degenhard (1998), Sigmund (1998), Spitzer (1989, 1990), Surguladze & David (1998) sowie Beträge in Handbüchern wie dem von Kaplan & Sadock ([6]1995) oder speziell der Therapie gewidmeten Sammelbänden wie den von Böker und Brenner (Hg.) (1997), Hutterer-Krisch (1994), Lazar (1998) herausgegebenen.

[5] Der Begriff „phänomenologisch" wird hier im Sinne der „Konstitutiven Phänomenologie" in der Nachfolge Husserls verstanden, nicht im dem der rein deskriptiven „Phänomenologie" der Jasperschen Tradition.

[6] Vgl. Psyche 1998, Heft 9/10 hrsg. von W. Bohleber

[7] Dies habe ich vor vielen Jahren (Blankenburg 1965) mit Hilfe der Doppeldeutigkeit von „sich vorstellen" verdeutlicht: Einerseits stelle **ich** mir etwas vor (mit aller damit behafteten Subjektivität); andererseits ist es die Sache selbst, die **sich** mir vorstellt, sich nicht anders vorstellen kann als in einer Vorstellung.

[8] Wie weit dürfen Zweifel gehen? Wie weit sind Zweifel *sinnvoll*? Und woher glauben wir zu wissen, wie weit sie es sind? Solche psychiatrie-relevanten Fragen bewegten Wittgenstein in seiner Nachlass-Schrift „Über die Gewißheit" (vgl. dazu H. R. Fischer 1987, 1998, L.-A. Sass 1995, Wulff 1997).

[9] So auch Fulford (1991)

[10] Zur Veranschaulichung rufe man sich den bekannten „Umstülpwürfel" in Erinnerung. Fuchs (1998) spricht von einer „Intentionalitätsumkehr".

[11] Vgl. Sigmund (1998). Rein hypothetisch liegt es nahe, das, was dort als „Intuition" bezeichnet wird, mit rechtshemisphärischen Vorgängen in Verbindung zu bringen; vgl. dazu die Konzeption von H. Emrich (1989). Ob die „Vermögenspsychologie" von dorther eine Stütze zu erwarten hat, bleibt abzuwarten.

[12] Im folgenden wird der Ausdruck „**-mechanismus**" möglichst vermieden. Das verleugnet nicht die Tatsache, daß die meisten Abwehrvorgänge weitgehend mechanisch ablaufen.

Aber die Frage, wie sehr sie dies tun oder eben doch partiell Ich-Leistungen darstellen, sollte offen gehalten bleiben.

[13] Vgl. dazu im Detail Blankenburg 1971, 1979, Stanghellini 1997.

[14] Das heißt: Gemeint ist nicht diejenige Realität, die Gegenstand wissenschaftlicher Objektivierungsbemühungen ist, sondern die von diesen vorausgesetzte lebensweltliche Realität, von der alle Wissenschaften ***aus***gehen, die z. B. auch für den Umgang mit den Instrumenten, mit deren Hilfe sie forschen, vorausgesetzt wird. Anders formuliert: Voraussetzung bleibt in jedem Fall das vorwissenschaftliche Bezogensein auf eine intersubjektiv konstituierte Lebenswelt.

[15] Hier wie überall in diesem Beitrag sind „des" und „seine" nicht geschlechtsbezogen zu verstehen, sondern beziehen sich auf den jeweiligen kranken Menschen.

[16] Ich denke dabei an die Publikationen der Vorreiter der individuellen Psychotherapie Schizophrener; um nicht zu viele Namen nennen zu müssen, verweise ich nur auf die im Karger-Verlag erschienenen Sammelbände der Baseler Psychotherapie-Tagungen. Sie fanden 1997 unter veränderten Vorzeichen ihre Fortsetzung in England (vgl. dazu Frauenfelder et al. 1998a, 1998b).

[17] Wesentliche Teile dieses Abschnitts sind 1997 in französischer Übersetzung (M. Géraud) in der Zeitschrift *L'Évolution Psychiatrique* 62: 285-297 erschienen.

[18] Die schlichte Gegenüberstellung von Wahn (gemeint ist das Gewähnte, nicht das Wähnen als Prozeß) und Wirklichkeit stellt eine grobe Vereinfachung dar. Andere Abhebungen vom pauschalen Realitätsbewußtsein wären möglich: Traum, „Neben-Realitäten" (Lempp), Wunschgebilde etc. Sie werden hier jedoch zwecks Übersichtlichkeit zunächst einmal ausgeklammert.

[19] Ein Abriß der Geschichte des philosophischen Denkens bezüglich der „Realität der Außenwelt" – korrekter müßte man sagen: von Realität überhaupt, zu der auch die der „Innenwelt" zugerechneten Fakten als solche gehören – kann hier nicht gegeben werden. Erinnert sei an Kants Diktum, es sei ein „Skandal der Philosophie und der allgemeinen Menschenvernunft, das Dasein der Dinge außer uns (...) bloß auf *Glauben* annehmen zu müssen ..." (KrV B XXXIX ff.) und Heideggers Polemik dagegen (1927: 205). Wo auch immer eine Ontologie ansetze, die empirisch ausgerichtete Kognitionsforschung muß sehr wohl fragen, was es gesunden Erwachsenen ermöglicht, sich auf eine intersubjektiv konstituierte, mit anderen Menschen weitgehend gemeinsamen Realität zu beziehen.

[20] Das heißt: es bliebe nur die Aufgabe übrig, zu klären, wodurch sich denn dieser Solipsismus, gemäß dem auch Gesunde, „fensterlose Monaden" wären, vom Solipsismus Wahnkranker unterscheide. Überdies müßte man erklären, wie denn die „Illusion" des Alltagsbewußtseins zustande komme, das von dergleichen nichts wissen will.

[21] Der Begriff *Selbstreferentialität* wird nicht von allen Autoren gleichsinnig verwendet; manche verstehen darunter jeden Rückbezug im Sinne einer Selbstregistrierung, wir dagegen nur einen solchen, der das Registrierte nicht fixiert, sondern in einem zweiten Akt sich selbst *relativierend* zurückzunehmen bzw. zu „übergehen" vermag. Die Franzosen (Sartre, 1943, S. 334 ff.) haben dafür – speziell im Hinblick auf die Präsenz des eigenen Leibes – Ausdrücke wie *„depasser"* und *„passé sous silence"* geprägt.

[22] Das läßt sich leicht daran ablesen, daß jener Sinn, der es am meisten mit „bloßen" Perspektiven zu tun hat – der Sehsinn – nicht etwa der subjektivste ist, sondern **derjenige**, der uns am meisten Objektivität vermittelt.

[23] *„Selbstveränderung"* ist hier doppelsinnig zu lesen: Was wird verändert? – das Selbst. Wer verändert? – das Selbst (vgl. dazu Blankenburg 1996). Die Frage, welche anderen Vorgänge – über Ortsveränderungen bzw. Eigenbewegungen hinaus – vielleicht in Zukunft auch noch *selbstreferentiellen* Charakter annehmen, d. h. *instrumentalisiert* werden könnten, ist eine Frage an die weitere Fortentwicklung. Diese dürfte aber bei solcher Einsicht nicht ausschließlich naturhafter Evolution überlassen bleiben, sondern bis zu einem gewissen Grade steuerbar (zumindest provozierbar) werden.

[24] V. v. Weizsäcker (1940) entwickelte solche Ansätze in der Konzeption des „Gestaltkreises". Im Rahmen der Systemtheorie wird heute dergleichen mit differenzierterer Methodik erforscht. Die damit – auch für die Psychiatrie – gebahnten Möglichkeiten beschäftigten uns schon Ende der 50er Jahre in Freiburg und sind bislang noch bei weitem nicht ausgeschöpft.

[25] Daß „dialektische Phänomenologie" keinen Widerspruch bedeutet, habe ich von Anfang an vertreten.

[26] Das umgangssprachliche, auch vorpädikatives Urteilen einbeziehende Wort „Wahrhaben" wird hier wegen seiner Verwandtschaft mit „Wahrnehmen" verwendet. Beide Vorgänge weisen Parallelen auf. Bleibt aber beim Wahrnehmen die Realitätssetzung noch offen (man denke an Sinnestäuschungen), impliziert „Wahrhaben" – berechtigt oder nicht – in jedem Fall ein Realitätsurteil.

[27] Vgl. dazu G. H. Mead, A. Schütz, R. J. de Folter, D. Wyss, J. Glatzel u.a. (Literatur s. Blankenburg 1991, 1992).

[28] Spätestens seit Kants Gegenüberstellung von Rezeptivität und Spontaneität ist dies der Fall (dort jedoch noch auf einer recht abstrakten Ebene). Bei V. v. Weizsäcker ist es das Wechselspiel von „Wahrnehmen" und „Sich-Bewegen", bei Heidegger (1927) die „Strukturverklammerung" von „Entwurf" und „Geworfensein" (hier bewußt aus dem ontologischen Kontext herausgelöst). Es kommen verschiedene solcher *„Enantidromien"* in Betracht.

[29] Zumeist stehen sie in einem *„Verhältnis wechselseitiger Verborgenheit"* zueinander („Drehtürprinzip" gemäß V. v. Weizäcker 1940); um die Dynamik zu betonen, sage ich lieber: *„Verhältnis wechselseitiger Verbergung"*.

[30] Blankenburg (1986, 1987, 1991)

[31] Verbunden mit der Gefahr, daß derjenige, der dies bewerkstelligt, mit all seinem Willen zur Beherrschbarmachung (Bemächtigungswillen) sich selber (hinsichtlich eines Sich-selbst-durchsichtig-Werdens) ausspart.

[32] Es geht nicht allein um statische Propriozeption qua Selbstregistrierung. Diese könnte, für sich allein, blockieren, d. h. pathogen wirken. Dem Selbst-Bezug muß die Selbst-Relativierung folgen: *Selbst-Einbezug/Selbst-Abzug* lautet die Formel. Sie impliziert eine doppelte Negation (wie sie bereits Hegel akzentuierte).

[33] „Selbstdurchsichtig" – *cum grano salis* verstanden – meint hier nichts anderes als Selbstreferentialität auf einer bewußtseinsfähigen Stufe (also nichts anderes als: sich selbst einbeziehendes und alsdann sich zurücknehmendes *Eingehen auf* ...).

34 Die subjektiven Anteile „nicht ernst nehmend", wie Weizsäcker (1940) umgangssprachlich leger formulierte.

35 Die Bedeutung alles *„Organ-werdens für ..."* wird bis heute nicht hinreichend gewürdigt. Die Bedingungen, die es ermöglichen, sind nur partiell erforscht.

36 Freud drückte dies im „Manuskript H" in einer naiv klingenden Weise so aus: „Bei jeder inneren Veränderung haben wir die Wahl, ob wir eine innere oder äußere Ursache annehmen wollen". Die ratiomorph klingenden Worte „Wahl" und „wollen" dürfen nicht darüber hinwegtäuschen, daß die gemeinten Vorgänge auf sehr verschiedenen Strukturebenen zu denken sind.

37 Dazu gehört in erster Instanz die eigene Perspektive, durch ein Sich-Hineinversetzen in *die* der Anderen; doch auch die von den Anderen übernommene Perspektiven gehören alsdann zu jenen Vorgegebenheiten, die wiederum relativiert werden müssen. Anderenfalls droht eine Hörigkeit oder ein Dominieren der „Rollen-Identität" über die „Ich-Identität", wie es gemäß Kraus beim *Typus melancholicus* (Tellenbach) der Fall ist.

38 „Aufzugeben" in einem doppeltem Sinne: 1. als nur relativen preisgeben, 2. ihn als „Aufgabe" neu übernehmen, d. h. „ihn sich selbst aufgeben".

39 Zum Beispiel durch deren Blicke (wie Jean-Paul Sartre 1943, am Phänomen des *Blicks* der Anderen exemplifizierte; freilich einseitig, weil er im Blick der Anderen nur das sah, was die eigene Intentionalität entmächtigt, nicht aber, was hilft, die eigene Intentionalität zu relationieren, sie z. B. vor einem Allmachtswahn zu schützen.

40 *Pathisch* meint hier nicht einfach nur „passiv" – Passivität ist eine Haltung, die jemand einnehmen kann oder auch nicht – sondern Ausgeliefertsein.

41 Ich erinnere an eine ältere feinsinnige Arbeit von Burkhardt über „Die schizophrene Wehrlosigkeit" (Nervenarzt 32: 306 [1962]).

42 Dabei handelt es sich nur begrenzt um eine echte Alternative im Sinne von primärem und sekundärem Autismus. Weiter führt es, die Einsicht in solche Zirkelstrukturen nicht nur theoretisch, sondern auch therapeutisch fruchtbar zu machen (Blankenburg 1988).

43 W. v. Baeyer (1952) verwies auf die Begegnungsfähigkeit. In seinem letzten Beitrag zum Wahnproblem differenzierte er dies jedoch und unterschied zwischen dem Anderen als *alter* (= der hier und jetzt konkret begegnende andere Mensch) und als *neuter* (= den „generalisierten Anderen") i. S. Meads, der anonym in jeder Erfahrung (auch der der Dinge) anonym stets mitspricht. Wie in der Subjektivität des Subjekts, intersubjektive Konstitution und konkreter Bezug zum anderen Menschen ineinander verklammert sind, ist ein Thema, das Phänomenologen und Psychiater miteinander verbindet (vgl. dazu Azorin 1994, 1996, Bernet 1992, Courtine 1992, Dastur 1992, 1994, Janody 1994, Jonckheere 1992, Mishara & Schwartz 1995, Naudin 1994, 1995, Kimura 1992, Levinas 1992, Ricoeur 1990, Stierlin 1994, Tatossian 1994, 1996, Waldenfels 1992, Wiggins et al. 1990, und Wulff 1993, 1995, wie auch zahlreiche eigene Arbeiten).

44 Hegel: *Phänomenologie des Geistes* (vgl. dazu unter anderen Stierlin 1981, 1994, Gadamer 1973, Honneth 1992, Siep 1998).

45 Einer „Grammatik", „die man als logo-, kosmo-, historio und soziozid bezeichnen" könne, aber erst zu Gesicht bekomme, wenn man bis zu ihrem verborgenen Gegenteil, den logo-, kosmo-, historio- und soziogenen Anerkennungsakten vorgestoßen" sei (Wulff 1997).

[46] Das mag für den mit diesem Konzept nicht Vertrauten befremdlich klingen. Die „phänomenologische *Epoché* setzt einerseits die „natürliche Einstellung" (so auch die *commonsense*-Selbstverständlichkeiten) passager außer Kraft – „klammert sie ein". Andererseits soll gerade hierdurch die „Lebenswelt" (= was dem Menschen natural und sozial „Grund und Boden" gibt) faßbar werden: „Man muß erst die Welt durch *epoché* verlieren, um sie in universaler Selbstbesinnung wiederzugewinnen" (Husserl: Hua I, S. 183). Statt „universal" würde man sich heute freilich ein bescheideneres Wort wünschen.) Was aus dieser Perspektive für den Zugang zu schizophrenen Patienten zu gewinnen ist, hat der Verf. seit 1969 wiederholt dargestellt. Es handelt sich quasi um eine Anwendung des *Simile*-Prinzips auf die Psychiatrie. – Vgl. dazu: „La phénoménologie: une épistémologie pour la psychiatrie?" von Arthur Tatossians (1996), dem die phänomenologisch-anthropologische Richtung in der Psychiatrie viel zu verdanken hat, sowie Azorin (1996) und – damit das *Vulnerabilitäts*-Konzept der Schizophenie verbindend – G. Stanghellini (1997).

[47] Vgl. Hutterer-Krisch (Hg.) 1995, Matussek 1995, Mentzos 1997, und andere; zur Gesamtsituation: 12. Int. Symp. der Psychotherapie der Schizophrenie 1997 in London.

[48] Hierbei geht es nicht nur um den Nutzeffekt einer Mannigfaltigkeit von Perspektiven, die einander keineswegs „widerlegen", sondern einander zu Gunsten des **Sich**-Zeigens des Intentierten relativieren. Daß diese Konzeption – durch Hereinnahme des Modells des Perspektiven-Austausches (relativierende Hineinnahme der Perspektiven der Anderen/Mitmenschen als potentieller background) – den Ausgang von den optischen Blickperspektiven weit hinter sich läßt, wird oft übersehen. Wenn – wie Mundt (1996) es tut, abkürzend vom „Gestaltkreis-Modell" gesprochen wird – muß diese immense „Komplikation" des am Individuum entwickelten Modells des Ineinandergreifens von Wahrnehmen und Sich-Bewegen (v. Weizsäcker 1940) genügend beachtet werden. Die zwischenmenschliche Begegnung mit *„den Anderen"* rückt in den Mittelpunkt. Intersubjektivität und Interpersonalität werden zu zentralen Themen. Dies sollte bedacht werden, wenn dieses Ende der 60er Jahre in Freiburg entwickelte Konzept abgekürzt (Mundt 1996) als „Gestaltkreis-Modell" bezeichnet wird.

[49] Eine weitere Potenzierung der Perspektivenbeweglichkeit würde in einem regelrechten Erüben des Übergangs von Lösungen I. Ordnung in solche II. Ordnung (d. h. von Metaveränderungen bzw. Metalösungen im Sinne Watzlawicks 1974) bestehen.

[50] In einigen Fällen hat es sich bewährt, zwischen Dingen und Menschen: *Haustiere* einzuschalten. Zu ihnen ist es – im Vergleich zu interpersonaler Kontaktaufnahme, leichter eine konfliktfreie emotionale Beziehung herzustellen. Anzuknüpfen wäre hier an Winicotts Konzeption von „Übergangsobjekte", was an dieser Stelle aber zu weit führen würde.

[51] Daß dies zu einem gängigen Schlagwort geworden ist, nimmt ihm nichts von seiner Bedeutung, unterstreicht sie vielmehr. Bei Wahnkranken bringt ein solches *Über*setzen (Hinübersetzen) zu ihnen (Blankenburg 1982) mehr als ein eilfertiges Über*setzen* ihrer Wahnfabel in unsere Sprache.

[52] Vgl. dazu Blankenburg 1987; die ist es wohl, was Wulff mit „projektiver Identifikation" meint.

[53] Vgl. den Beitrag von D. Naber in diesem Band.

[54] MAO-Hemmer der sog. zweiten Generation haben sich bei Umsetzversuchen (bei ein und denselben Patienten) nicht als gleichwertig erwiesen.

[55] Hierbei ist nicht nur an die Applikations*art*, sondern auch an die Dosierung zu denken. Wenn die pharmakologisch gebotene Vorsicht bezüglich eines Antipsychotikums dies zuläßt, ist angesichts drohender oder bereits eingetretener Chronifizierung eines Wahns nach der Erfahrung des Autors eine eher hohe Dosis empfehlenswert – dies gemäß der Hypothese einer neurobiologischen *Alternativmaximierung*.

[56] Schizophrene sind in hohem Maße für Symbole empfänglich und über sie angehbar – so wenig sie Symbole *als* (bloße) Symbole zu nehmen wissen. Dieser Unterschied wird oft nicht genügend gesehen.

[57] Diese Abkürzung ist für alle, die nicht seit langem mit diesem Konzept und seinen für die Psychopathologie notwendigen Erweiterungen und Umstrukturierungen vertraut sind, mißverständlich.

[58] Auch neuere Studien resumieren: „Differences in reasoning between deluded patients and controlls are surprisingly small" (Kemp et al. 1997).

[59] Sofern man unter „paradox" jedes gegen die landläufige „Doxa" verstoßende bzw. sie „links-liegen-lassende" Vorgehen versteht.

[60] Das besagt: vor dem Hintergrund eines möglichst intimen Verstehens der vorprädikativen Wahnaussage.

[61] Zum sinnträchtigen Wortspiel „*über*setzen" / „über*setzen*" vgl. Blankenburg 1982.

[62] Zu verweisen ist auf die von Th. Book und anderen verfaßten bzw. herausgegebenen Schriften oder das unter dem Pseudonym S. Zerchin erschienene Buch „Auf der Spur des Morgensterns" wie auch manche der unter der Rubrik „First Person Accounts" regelmäßig im *Schizophrenia Bulletin* publizierten Selbsterfahrungsberichte. Die darin zum Ausdruck kommende Bewegung halte ich neben den immensen Fortschritten der Psychopharmakologie – zugleich als deren komplementäres Gegengewicht – nebst der Entwicklung der Sozialpsychiatrie für das zweite gewichtige Ereignis der Psychiatriegeschichte unseres Jahrhunderts.

[63] Vgl. hierzu unter anderen die Selbstschilderungen, die E. Wulff (1995) zu Beginn seines Buches „Wahnsinnslogik" einblendet.

[64] Dabei gilt es zu bedenken: Ob etwas real ist oder nicht, entscheidet im Alltag in über 95 % unhinterfragt der erste Eindruck. Erst wenn Zweifel aufkommen, ist eine gezielte Realitätsprüfung angesagt. Wie gehen Gesunde dabei vor? Wir verändern willkürlich und zugleich selbstreferentiell die eigenen Perspektiven; in komplexeren Situationen setzen wir auf eine (ebenso selbstkritische wie fremdkritische) Einbeziehung der Perspektiven Anderer: z. B. vertrauenswürdiger Mitmenschen (zwecks Herstellung einer Interbeobachter-Abstimmung).

[65] „Ein Hund auf der Treppe ... lauerte mir in aufrecht sitzender Stellung ... auf ... . Zufällig ging einige Meter vor mir eine andere männliche Person des Weges, die ich eiligst einholte und schnell kontrollierte, ob der Hund vor ihm auch präsentiert hätte ...". Ein Kontrollbedürfnis war also anfangs noch da und zumindest anfangs (rein formal betrachtet) kein „Ausschluß des Zufalls" – ohne daß dies freilich den Patienten vor dem Wahn geschützt hätte.

[66] Das ist bemerkenswert, weil von Minkowski bis zu Berner, Glatzel und Janzarik der Ausschluß des Zufalls als ein Charakteristikum des Wahns gilt.

[67] Umgangssprachlich charakterisiert: Sie wirkte 'verdutzt'.

[68] Wie auch neuere Untersuchungen noch einmal zeigten (Bentall & Young 1995, Fear et al. 1996, Garety & Hemsley 1994, Walkup 1995, Young & Bentall 1995). Aus dem deutschen Sprachraum stammende Publikationen wie die von P. Hartwich (1980, 1987) werden zu wenig berücksichtigt.

[69] Vor vielen Jahren habe ich (Blankenburg 1965b), was hier geschieht als einen Rivalitätskampf zwischen einem Sich-Vorstellen des Begegnenden und einem Sich-Vorstellen des Subjekts gefaßt. Es können hier nicht alle Arbeiten genannt werden, die zur Frage vorliegen, unter welchen Bedingungen – und bei welcher Gruppe von Wahnkranken – es sinnvoll ist zu versuchen, sie dazu anzuregen, die Realität des Gewähnten kritisch zu prüfen.

Martin Lambert • Christian Haasen • Dieter Naber

Pharmakotherapie schizophrener Erkrankungen – der aktuelle Stand

1. Einleitung

Seit der Entdeckung der neuroleptischen Wirkung des Chlorpromazins durch Delay, Deniker und Harl im Jahre 1952 sind die Neuroleptika von eminenter Bedeutung in der Behandlung schizophrener Störungen. Mittlerweile sind über vier Jahrzehnte vergangen und es wurden große Anstrengungen unternommen, um die Entwicklung neuerer Medikamente zur Behandlung von akutpsychotischen Patienten wie auch zur Langzeitbehandlung der schizophrenen Erkrankung voranzutreiben.

Ein entscheidender Schritt in dieser Entwicklung resultierte aus der Einführung des Clozapin im Jahre 1967. Im Gegensatz zu den klassischen Neuroleptika wurde bei dieser Substanz eine gute antipsychotische Wirksamkeit ohne gleichzeitiges Auftreten extrapyramidal-motorischer Nebenwirkungen beobachtet und diese Substanz erstmals als atypisches Neuroleptikum kategorisiert (Hippius und Stille 1971). Inzwischen existieren eine Reihe sogenannter atypischer Neuroleptika, wobei die Frage, welches Neuroleptikum als atypisch bezeichnet werden kann, immer noch nicht einheitlich gelöst ist.

Im folgenden soll versucht werden, aktuelle Konzepte der pharmakologischen Behandlung schizophrener Störungen darzustellen. Hierbei sollen neben der Differenzierung zwischen der Behandlung von akuten Zustandsbildern und der Pharmakotherapie der Langzeitbehandlung ein besonderes Augenmerk auf die Behandlung mit atypischen Neuroleptika gelegt werden. Des weiteren sollen spezielle Aspekte der Pharmakotherapie, wie die Behandlung der Minussymptomatik oder die Compliance bzw. die Lebensqualität besprochen werden. Ein letzter Abschnitt wird sich mit einem Ausblick auf zukünftige Strategien in der Behandlung schizophrener Störungen befassen.

2. Allgemeine Überlegungen

Ausgehend von einer multifaktoriellen Genese der schizophrenen Störung sollte auch die Behandlung eine Kombination aus Psychopharmakotherapie und psychotherapeutischen, psychoedukativen bzw. psychosozialen Interventionen umfassen. In Abhängigkeit des Stadiums der Erkrankung sollte für jeden Patienten ein individueller Behandlungsplan (case management, Kanter 1989) erstellt werden, der all die oben genannten Faktoren berücksichtigt und gewichtet.

Als ersten Schritt der Behandlung sollte die Diagnosestellung anhand moderner operationalisierter Klassifikationen wie ICD-10 (Dilling et al. 1991) oder DSM IV (APA 1994) erfolgen. Dabei basiert die Stellung der Diagnose neben einem ausführlichen psychopathologischen Interview auf dem somatischen Status, auf bildgebenden Verfahren sowie im Einzelfall bzw. bei diagnostisch unklarer Ersterkrankung auf Urin- und Blutanalysen. Ergänzend sollte eine ausführliche Krankheitsanamnese erfolgen, die besonders Wirksamkeit und Nebenwirkungen früherer neuroleptischer Behandlungen sowie die Compliance bzw. Gründe für die Non-Compliance beinhaltet.

Grundlage der Behandlung mit Neuroleptika sind eine korrekte Indikationsstellung, eine adäquate Dosierung und ein ausreichend langer Behandlungszeitraum, wobei die Behandlung von psychotischen Symptomen prinzipiell mit jedem Neuroleptikum durchgeführt werden kann (Kane und Marder 1993). Während die sedierende Wirkung zumeist innerhalb von 15-30 Minuten eintritt, ist der antipsychotische Effekt häufig erst nach 3-10 Tagen erkennbar, das Versagen eines Neuroleptikums kann meist erst nach 2-4 Wochen beurteilt werden (Kane 1994). Kombinationstherapien mit mehreren Psychopharmaka führen häufig zu vermehrten unerwünschten Wirkungen, ohne daß es bei dem Patienten zu einer wesentlichen Verbesserung des psychopathologischen Befundes kommt (Dose 1993, Meltzer 1992). Eine Erhöhung der Dosierung klassischer Neuroleptika verbessert bei den meisten Patienten nicht die antipsychotische Wirksamkeit, erhöht jedoch die Rate der extrapyramidal-motorischen Nebenwirkungen (Kane 1994, Möller 1996).

Daneben muß berücksichtigt werden, daß Neuroleptika eine Reihe von Nebenwirkungen verursachen können, die über den Therapieverlauf keineswegs konstant bleiben. So ist zu Beginn der Behandlung mehr mit akuten extrapyramidalmotorischen Nebenwirkungen, wie z. B. Dystonie, Akathisie oder Parkinsonoid, zu rechnen (Baldessarini et al. 1991), die im Verlauf der Behandlung zurückgehen können. Andere Nebenwirkungen, wie z. B. Libidoverlust, können später an ihre Stelle treten (Whitworth und Fleischhacker 1995). Aus diesem Grunde sollten neuroleptische Nebenwirkungen im Verlauf der Behandlung immer wieder thematisiert und die neuroleptische Therapie daran angepaßt werden.

Zu beachten ist zudem, daß die Entwicklung sogenannter atypischer Neuroleptika eine wesentliche Verbesserung der Therapie schizophrener Patienten erbrachte. Nach der Definition im engeren Sinn ist ein atypisches Neuroleptikum antipsychotisch wirksam, ohne klinisch relevante Nebenwirkungen. Die erweiterte Definition beinhaltet nicht das völlige Fehlen motorischer Nebenwirkungen, sondern nur das deutlich verminderte Vorkommen. Obwohl es zu den herkömmlichen Substanzen noch andere Unterscheidungsmerkmale gibt, wie z. B. geringe Blockade von Dopamin D2-Rezeptoren (Coward 1992) oder fehlendes Ansteigen des Prolaktinspiegels, gilt das unterschiedliche Nebenwirkungsprofil als wesentliches Kriterium der Atypie (Fleischhacker 1995). Im Vergleich zu den herkömmlichen Neuroleptika weist der Einsatz von atypischen Neuroleptika eine Reihe von Vorteilen auf. Dafür sprechen neben guter antipsychotischer Wirkung die reduzierte Rate an extrapyramidal-motorischen Nebenwirkungen, die positiven Einflüsse auf die Minussymptomatik, die Verbesserung kognitiver Funktionen und nicht zuletzt die von den Patienten angegebene Erhöhung der Lebensqualität im Vergleich zu klassischen Neuroleptika (Naber 1995, Lieberman 1996, Weiden et al. 1996). Diese Faktoren erhöhen die Compliance (Lieberman 1996, Weiden et al. 1996), können die Rehospitalisierungsrate senken sowie die Behandlungsdauer verkürzen (Buckley und Schulz 1996).

Insgesamt sollte die pharmakologische Behandlung von schizophrenen Patienten in eine Reihe von psychorehabilitativen Maßnahmen eingebettet sein. Dazu gehören u. a. ein psychoedukatives Training mit besonderer Fokussierung auf das Wirkungs- und Nebenwirkungsspektrum der Antipsychotika, eine Psychosegruppe, in der Patienten Erfahrungen austauschen und damit Ängste abbauen können, ein soziales Kompetenztraining sowie eine Reihe körperlich orientierter Therapieverfahren, wie z. B. Eutonie oder die konzentrative Bewegungstherapie. Nur diese Kombination aus pharmakologischen, psychotherapeutischen und psychorehabilitativen Interventionen gewährt eine optimale Akut- und Langzeitbehandlung und damit eine bessere Prognose für den an Schizophrenie erkrankten Menschen.

3. Psychopharmakotherapie der akuten Schizophrenie

Wie schon erwähnt, kann die neuroleptische Therapie prinzipiell mit jedem Neuroleptikum durchgeführt werden (Kane und Marder 1993). Offen bleiben Fragen nach Art und Wahl des richtigen Antipsychotikums, der Dosierung, dem Vorgehen bei Nichtansprechen der neuroleptischen Therapie sowie der Behandlung von unerwünschten Begleiterscheinungen.

3.1 Wahl und Dosierung der Antipsychotika

Bei der Wahl des „richtigen" Antipsychotikums sollte der psychopathologische Status, individuelle Vorerfahrungen früherer neuroleptischer Therapien, der

Krankheitsverlauf, sowie spezielle Risiken hinsichtlich unerwünschter Begleiteffekte in Betracht gezogen werden. Daraus ergibt sich, daß, soweit die Akuität der Erkrankung dies erlaubt, jeder neuroleptischen Therapie eine ausführliche Betrachtung bisheriger antipsychotischer Behandlungen vorausgehen sollte.

Klassische Neuroleptika kommen in Abhängigkeit von der vorherrschenden Symptomatik bei den Patienten in Frage, die bereits früher damit gute Erfahrungen (Wirksamkeit und Verträglichkeit) gemacht haben. 5-20% aller Patienten tolerieren diese jedoch auch in niedrigen Dosen nicht, hauptsächlich wegen auftretender extrapyramidal-motorischer Nebenwirkungen (Meltzer 1992). Aktuelle Befunde weisen daraufhin, daß gerade diese Patienten, die unter klassischen Neuroleptika stark mit EPMS reagieren, auch in der Akuttherapie von atypischen Antipsychotika profitieren können (Buckley und Schulz 1996, Kane 1992, Lieberman 1996, Raleigh 1996). Zum Beispiel zeigt Olanzapin im Vergleich zum Haloperidol eine identische Wirksamkeit bei signifikant niedriger Nebenwirkungsrate, v. a. im Bereich von EPMS (Tollefson et al. 1997). Zudem sind atypische Neuroleptika auch bei der Erstmanifestation und bei vorherrschender Minussymptomatik Mittel der ersten Wahl (Lieberman 1996). Clozapin sollte aufgrund seines erhöhten Agranulozytoserisikos nicht als Mittel der ersten Wahl zur Behandlung der Erstmanifestation eingesetzt werden (Alvir et al. 1993).

Um eine angepasste wirkungs- und nebenwirkungsorientierte Therapie zu gewährleisten, sollten Depotpräparate in der Akutbehandlung zurückhaltend eingesetzt werden. Ausnahmen bilden hier kurzwirksame Depotneuroleptika (z. B. Zuclopenthixol Acuphase: 100-200 mg), die hauptsächlich bei mangelnder Compliance oder nichtvorhandener Einsichtsfähigkeit des Patienten zum Einsatz kommen können.

Stehen neben den psychotischen Inhalten Erregungszustände oder Agitation im Vordergrund, können Benzodiazepine angewendet werden. Niederpotente Neuroleptika sollten aufgrund der gelegentlich auftretenden vegetativen Nebenwirkungen sowie der umstrittenen sedativen Potenz im Vergleich zu hochpotenten Neuroleptika (Wirshing et al. 1992) zurückhaltend eingesetzt werden. Die medikamentöse Behandlung der Schlaflosigkeit psychotischer Patienten sollte ausschließlich durch Benzodiazepine erfolgen.

Grundsätzlich sollte eine Monotherapie angestrebt werden. Mit der Kombination verschiedener Psychopharmaka steigt das Risiko unerwünschter Begleiterscheinungen überproportional gegenüber den Zieleffekten (Meyer et al. 1996). Davon sind vor allem kardiale, vegetative oder zentralnervöse Funktionen betroffen. Eine regelmäßige Kontrolle, v. a. von laborchemischen Parametern, stellt hier eine notwendige Maßnahme zur frühzeitigen Erkennung von medizinischen Komplikationen der neuroleptischen Therapie dar.

Die Frage der „richtigen" Dosierung der Antipsychotika in der Akutphase der schizophrenen Störung ist schon seit vielen Jahren Gegenstand wissenschaftlicher Diskussionen. Nach Angaben von Baldessarini und Mitarbeiter (1988) stellen 100-700 mg Chlorpromazinäquivalente bzw. 5-15 mg Haldoläquivalente pro Tag für den Großteil der Patienten eine adäquate Dosierung dar. Diese sollten in den ersten vier bis sechs Wochen der neuroleptischen Therapie nur im Einzelfall bzw. nach reiflicher Überlegung überschritten werden (Lieberman et al. 1993). Auch im Hinblick auf die geringste effektive Dosis sind die Ergebnisse nicht einheitlich: So berichten McEvoy und Mitarbeiter (1991) über ein gutes Therapieansprechen bei schon 3,4 mg Haloperidoläquivalente pro Tag, während Untersuchungen von Van Putten et al. (1992) aufzeigten, daß eine tägliche Dosis von 5 mg Haldol lediglich bei 6 % der Patienten zu einer deutlichen Verbesserung der psychotischen Symptomatik führte. Möglicherweise sind diese differierenden Ergebnisse auf Patientenselektionsunterschiede zurückzuführen. Hier sei wiederum in Erinnerung gerufen, daß 5-20 % aller Patienten auch in diesen niedrigen Dosen extrapyramidal-motorische Nebenwirkungen entwickeln (Meltzer 1992), v. a. bei zu schneller Dosissteigerung.

Hinsichtlich der Dosierung der Antipsychotika aus der Gruppe der atypischen Neuroleptika liegen lediglich zum Clozapin gesicherte Daten vor. Allerdings bestehen hier regionale Unterschiede: So kommen aufgrund der negativen Selektion in den USA fast doppelt so hohe Dosen zur Anwendung wie im europäischen Raum, wo die durchschnittlich angewendete Dosis bei 200-300 mg pro Tag liegt (Fleischhacker et al. 1994a). Deutlich ist, daß Clozapin besser verträglich ist, wenn die Dosis langsam gesteigert wird (Pajonk und Naber 1996), wobei dieses langsame Auftitrieren häufig ein Manko für die Akutbehandlung darstellt (Holzbach 1997). Als Einstiegsdosis sollte in der Regel 12,5 mg dienen, die am zweiten bis vierten Tag auf 25-50 mg gesteigert wird. Nach einer Woche sollte die Dosis 100 mg, nach der zweiten Woche 200 mg, nach der dritten Woche 400 mg nicht überschreiten. Bei Nebenwirkungen wie Orthostase, Müdigkeit, Anstieg der Leberenzyme, Obstipation, Hypersalivation oder relevanten EEG-Veränderungen sollte die Dosis noch langsamer gesteigert werden. In der stationären Behandlung sollte der Dosisbereich von 150-300 mg pro Tag gewählt werden, während in der ambulanten Behandlung zumeist 50-200 mg genügen. Für die Dauer der Behandlung ist zu berücksichtigen, daß bei einzelnen Patienten auch nach 6 Monaten noch eine Besserung zu beobachten ist (Meltzer 1989).

Im Hinblick auf andere Präparate aus der Gruppe der atypischen Neuroleptika muß auf den für das jeweilige Präparat angegebenen optimalen Dosisbereich verwiesen werden (Risperidon: 4-12 mg/d, Sulprid: 800-1800 mg/d, Sertindol: 8-24 mg/d, Zotepin: 75-450 mg/d, Olanzapin 5-20 mg/d, Amisulprid: 200-600 mg/d, Seroquel: 300-900 mg/d, *Quetiapin: 150-750 mg/d (* = noch nicht in Deutschland eingeführt). Zum Risperidon zeigte sich, daß unter Dosierungen über 6 mg keine Zunahme des therapeutischen Effektes eintrat, die antipsychotische Wirkung nahm mit steigender Dosierung sogar ab (Marder und Meibach 1994).

3.2 Plasmaspiegelkontrollen

Angesichts der neuen Entwicklungen auf dem Gebiet der pharmakologischen Analytik wurde der Versuch unternommen, Korrelationen zwischen Neuroleptikaplasmaspiegeln und antipsychotischer Wirksamkeit zu optimieren. Diese Bemühungen haben bis heute zu keinen klaren, klinisch anwendbaren Richtlinien geführt. Nach Angaben von Fleischhacker (1995) sind diese unklaren Plasmaspiegel-Wirkungskorrelationen auf die hohe interindividuelle Varianz von Dosisplasmaspiegelbeziehungen zurückzuführen. Allerdings existieren Studien, wie z. B. zum Clozapin (Potkin et al. 1994), die einen gewissen Rahmen vorgeben, innerhalb dessen eine optimale Wirkung der Antipsychotika wahrscheinlich ist.

Trotzdem existieren einige klinische Fragestellungen, die ein regelmäßiges Plasmaspiegelmonitoring notwendig machen. Dazu zählen somatische Begleiterkrankungen mit Veränderungen pharmakologischer Interaktionen, der Verdacht auf Non-Compliance, auftretende Nebenwirkungen schon unter geringer Dosierung sowie die psychopharmakologische Kombinationstherapie. Hierbei ist zu beachten, daß durch Enzymhemmung bzw. -induktion Plasmaspiegel um ein Vielfaches ansteigen können. Hierdurch kann sowohl die Wirksamkeit einer oder beider Substanzen erniedrigt und/oder das Risiko von Nebenwirkungen erhöht sein. Ein Beispiel dafür ist die gleichzeitige Verabreichung von Clozapin und Fluvoxamin. Durch Hemmung des Abbaus eines Hauptmetaboliten des Clozapin durch den Serotonin-Wiederaufnahmehemmer kann es dabei zu einer bis zu 20fachen Erhöhung des Clozapinspiegels kommen. Carbamazepin kann dagegen durch Enzyminduktion den Plasmaspiegel verschiedener Psychopharmaka (z. B. Clozapin) senken.

3.3 Vorgehen bei Therapieresistenz

Generell gilt, daß Patienten, die auf die verordnete Medikation ansprechen, damit weiterbehandelt werden sollen. Wann ist aber davon auszugehen, daß ein Patient auf ein Antipsychotikum nicht anspricht? Hier differieren die Empfehlungen von ein bis zwei Wochen (Levinson et al. 1992) bis hin zu vier bis sechs Wochen (Kane 1992 et 1994). Die individuelle, schwierige Entscheidung, wann ein Neuroleptikum abzusetzen bzw. durch ein anderes zu ersetzen ist, hängt u. a. von der Verträglichkeit, den Vorerfahrungen mit anderen Antipsychotika, dem Schweregrad der Symptomatik und dem Wunsch des Patienten ab.

Allgemein wird empfohlen, unter ungenügender Wirkung bzw. schwerwiegenden Nebenwirkungen unter klassischen Neuroleptika auf ein Neuroleptikum aus einer anderen Stoffklasse umzustellen (Kane 1992). Die Effizienz dieser aus der klinischen Erfahrung resultierenden Praktik läßt sich durch die vorliegenden Studien nicht belegen. Im Gegenteil berichten Kinon und Mitarbeiter (1993), daß weder eine Umstellung von Fluphenazin auf Haloperidol noch eine Verdreifachung der Fluphenazindosis zu einer wesentlichen Verbesserung des psychischen Befundes führten. Sicherlich ist es im Interesse des Patienten, schon nach dem ersten erfolglosen Versuch mit einem klassischen Neuroleptikum ein atypisches Neuroleptikum anzuwenden.

Auch die Kombinationstherapie, wobei entweder mehrere Antipsychotika miteinander oder Antipsychotika mit Carbamazepin, Lithium oder Benzodiazepinen zusammen verabreicht werden (Zarate und Cole 1994), ist nur im Einzelfall sinnvoll und entbehrt nach Fleischhacker (1995) jeglicher wissenschaftlicher Grundlage.

Wie schon erwähnt, sollte im Fall einer Therapieresistenz auch die Möglichkeit der Non-Compliance in Betracht gezogen werden. Dies gilt vor allem für schizophrene Patienten in der ambulanten Therapie, wo eine Compliancekontrolle nur bedingt möglich ist.

Sind all diese Möglichkeiten ausgeschöpft, bzw. Non-Compliance ausgeschlossen, sollte frühzeitig auf ein atypisches Neuroleptikum umgestellt werden. Ca. 10-20 % aller unter klassischen Neuroleptika als therapieresistent eingestuften Patienten zeigen mit Clozapin noch eine Response bis hin zur Symptomfreiheit (Kane 1992, 1994, Lindenmayer et al. 1994), 30-60 % zumindest eine deutliche Besserung (Naber 1992). Dieses betrifft sowohl ersterkrankte Patienten (Szymanski et al. 1994) als auch Mehrfacherkrankte. Daneben deuten erste Befunde zum Olanzapin (Gomez et al. 1996, Conley et al. 1997) daraufhin, daß auch diese Substanz bei therapierefraktären Patienten eine Responserate von ca. 20-30 % aufweist.

3.4 Nebenwirkungen und deren Behandlung

Im Hinblick auf präventive Maßnahmen neuroleptikabedingter Nebenwirkungen muß zwischen der Gabe von typischen und atypischen Antipsychotika differenziert werden. Deren Unterscheidung wurde hauptsächlich auf die Entwicklung des atypischen Neuroleptikums Clozapin zurückgeführt, das bei sehr guter Wirksamkeit kaum EPMS hervorruft (Kane et al. 1988, Kurz et al. 1995) – eine Eigenschaft, die heute u. a. die Zugehörigkeit der Präparate zu dieser Gruppe von Neuroleptika definiert. Unter Behandlung mit den neuen atypischen Neuroleptika ist z. B. für Risperidon bekannt, daß in höheren Dosen Frühdyskinesien oder -dystonien, Akathisie oder ein Parkinsonoid auftreten können. Dagegen ist ein Auftreten dieser Nebenwirkung unter Olanzapin bzw. Sertindol umstritten, wobei die Inzidenz von Präparat zu Präparat wahrscheinlich unterschiedlich ist; generell ist die Rate jedoch deutlich niedriger als unter klassischen Neuroleptika (Naber et al. 1992, Lieberman 1996, Weiden et al. 1996). Bislang nicht geklärt ist die Frage nach dem Fehlen oder „nur" seltenem Auftreten von Spätdyskinesien unter atypischen Antipsychotika. Weitgehend unumstritten ist, daß Clozapin extrem selten eine Spätdyskinesie auslöst und die Inzidenz unter Olanzapin und Risperidon zumindest deutlich vermindert ist (Wittenberg et al. 1996).

Generell sollte die Behandlung von akuten EPS mit Anticholinergika (Hinterhuber und Haring 1992) und die Behandlung der Akathisie mit Betablockern (Fleischhacker et al. 1990) erfolgen. Hierbei gilt zu beachten, daß Anticholinergika aus folgenden Gründen zurückhaltend eingesetzt werden sollten: Sie können Gedächtnisstörungen (Fayen et al. 1988) und eine Verschlechterung des psychopathologischen Befundes (Tandon et al. 1990) bei einem nicht zu unterschätzenden Mißbrauchspotential (Smith 1980) verursachen. Aus diesem Grunde sollte von einer prophylaktischen Gabe von Anticholinergika abgesehen werden.

Gerade im Hinblick auf mögliche Nebenwirkungen sollten zukünftig, auch in der Akutbehandlung, vorwiegend atypische Antipsychotika eingesetzt werden. Besonders den Patienten, die erstmals mit Neuroleptika behandelt werden, kann somit eine unangenehme Erfahrung erspart bleiben, die die weitere Behandlungsbereitschaft entscheidend beeinflussen kann. Untersuchungen zu medikamentösen Compliance-Raten – unter klassischen Neuroleptika bei 30-40 %, dagegen unter Clozapin bei 60-70 % (Weiden et al. 1996, Naber 1994) – sowie zur akathisiebedingten Non-Compliance (Van Putten 1974) konnten diese Annahme eindrucksvoll bestätigen.

4. Langzeitbehandlung der Schizophrenie

Seit der Einführung der Neuroleptika Mitte der 50er Jahre kam es zu einer schlagartigen Verbesserung der prophylaktischen Behandlungsmöglichkeiten schizophrener Störungen. Damit konnte die früher übliche hohe Rezidivrate dieser schweren psychiatrischen Erkrankung drastisch gesenkt werden (Davis

1988). Das dies von entscheidender Bedeutung für den Verlauf der schizophrenen Störungen ist, zeigten Studien von Crow et al. (1986) und Loebel et al. (1995). Sie stellten fest, daß die Behandlung mit zunehmender Erkrankungshäufigkeit immer schwieriger und langwieriger wird.

Während die rezidivprophylaktische Wirksamkeit von Neuroleptika in zahlreichen Studien (Müller 1982, Kissling 1991) eindeutig nachgewiesen werden konnte, werden unter Routinebehandlungen Rückfallquoten von 50 % schon im ersten Jahr nach Erkrankungsbeginn beobachtet (Gaebel und Pietzcker 1985). Auch der weitere Verlauf ist gekennzeichnet von einer hohen Rezidivrate, so daß schizophrene Patienten zwischen 15 % bis 20 % ihrer Zeit in psychiatrischen Krankenhäusern verbringen (Maurer und Biehl 1988). Die Hauptursache für diese hohe Rezidivquote ist sicher in der inkonsequenten neuroleptischen Rückfallprophylaxe zu sehen. Maurer und Biehl (1988) konnten dahingehend zeigen, daß lediglich 40-50 % der Patienten, für die eine antipsychotische Prophylaxe indiziert wäre, tatsächlich behandelt werden.

Daneben gibt es noch andere Faktoren, die die Rezidivprophylaxe und damit Rückfallquote schizophrener Patienten beeinflussen. Von seiten der Patienten sind hier v. a. die mangelhafte Aufklärung über die Erkrankung, deren möglichen Verlauf und den Sinn der neuroleptischen Prophylaxe zu nennen. Doch auch von seiten der Ärzte existieren eine Reihe von Ursachen für die insuffiziente Rezidivprophylaxe. Nach Kissling (1992) gehören hierzu v. a. die zu frühe Beendigung der Prophylaxe, sowie die falsche Anwendung der Neuroleptika (z. B. falsche Präparatewahl oder Nebenwirkungen durch Überdosierungen).

Daraus folgt, daß die Verbesserung der Langzeitbehandlung schizophrener Patienten, neben einer Komplementierung der therapeutischen Bemühungen durch pharmakologische, psychoedukative, psychosoziale und psychorehabilitative Maßnahmen, nur durch eine konsequente Aufklärung der Patienten und deren Angehörigen sowie der behandelnden Ärzte erreicht werden kann. Die Formulierung von Behandlungsrichtlinien, eine engere Vernetzung des klinischen mit dem ambulanten Bereich, regelmäßige Fortbildungen bzw. Qualitätssicherungsmaßnahmen sowie eine Umschichtung der finanziellen Mittel vom Akut- zum ambulanten Bereich könnten hier wegweisende Schritte zur Optimierung der Behandlung schizophrener Patienten sein.

4.1 Wahl des Antipsychotikums

Wie erwähnt, konnte in zahlreichen placebokontrollierten Studien die hohe rezidivprophylaktische Effizienz der Neuroleptika nachgewiesen werden. Dabei zeigte sich zusammenfassend, daß durch eine konsequente antipsychotische

Therapie die 1-Jahres-Rezidivraten von 75 % auf 15 % gesenkt werden können (Kissling 1991). Dies bedeutet, daß jedem an einer Schizophrenie erkrankten Patienten eine Langzeitbehandlung empfohlen werden sollte.

Hinsichtlich der Wahl der zur Langzeitbehandlung verwendbaren Antipsychotika sollte man sich an den Kriterien der Akuttherapie orientieren. Neben der dauerhaften Behandlung bzw. Prävention der produktiven Symptomatik stellt die Auswahl des Antipsychotikums zur Langzeitbehandlung auch noch besondere Anforderungen. Hierzu gehören, neben einer stärkeren Berücksichtigung der subjektiven Wirkungen des Antipsychotikums, das Problem der Compliance, die v. a. in der Langzeittherapie auftretenden affektiven und kognitiven Beeinträchtigungen durch die Neuroleptika und deren Einfluß auf die Befindlichkeit und Lebensqualität der schizophrenen Patienten. Diese Effekte sind für den behandelnden Psychiater oft nur diskret, beeinflussen jedoch aufgrund der eingeschränkten Emotionalität und Lebensfreude entscheidend die Compliance. Da es sich in vielen Fällen um eine mehrjährige Therapie handelt, ist dieser Gesichtspunkt bei der Auswahl des Antipsychotikums von entscheidender Bedeutung.

Zur Behandlung von Patienten mit offensichtlichen Complianceproblemen stehen zur Langzeitbehandlung länger wirksame, injizierbare Antipsychotika zur Verfügung – die sogenannten Depotneuroleptika. Deren Vorteil liegt im Wegfall einer mehrmals täglichen Medikamenteinnahme, sowie der erleichterten Überprüfbarkeit der Compliance. Nachteile dieser Langzeitbehandlung sind die Applikationsform, die viele Patienten abschreckt, das „early peak"-Phänomen sowie die mangelhafte Korrigierbarkeit der Dosis, v. a. bei auftretenden Nebenwirkungen. Im Fall der Entscheidung einer Depotprophylaxe sollte schon im Rahmen der Akuttherapie ein orales Präparat gewählt werden, das auch als Depot zur Verfügung steht. Die Umstellung von oral auf Depot sollte überlappend und erst dann erfolgen, wenn eine gewisse Stabilitätsphase erreicht ist. Festzuhalten bleibt, daß hinsichtlich der Rezidivrate kein Unterschied zwischen den oral angewendeten und den injizierbaren Neuroleptika besteht (Schooler et al. 1980).

Im Hinblick auf die Langzeittherapie mittels eines oralen Antipsychotikums sollte heute den atypischen Neuroleptika der Vorzug gegeben werden. Diese Präparate bieten eine Reihe von Vorteilen im Vergleich zu herkömmlichen Neuroleptika: Neben einer vergleichbaren antipsychotischen Wirksamkeit weisen die Atypika eine deutlich reduzierte Rate an extrapyramidal-motorischen Nebenwirkungen auf, zeigen einen positiven Einfluß auf die während der Langzeitbehandlung häufig auftretende Minussymptomatik, verbessern kognitive Funktionen stärker und erhöhen damit die Lebensqualität (Lieberman 1996, Naber 1995). Daraus resultiert eine verbesserte Fähigkeit zur Teilnahme an psychorehabilitativen Maßnahmen. Zudem werden diese Präparate, wie Naber et al.

(1995) zeigen konnten, auch subjektiv, also aus der Sicht des Patienten besser vertragen. Ein positiver Einfluß auf die Compliance zur neuroleptischen Behandlung (Lieberman 1996, Weiden et al. 1996) und damit eine erniedrigte Rehospitalisierungsrate aufgrund einer konsequenten Einnahme der Antipsychotika sind die logische Folge.

Eine hinsichtlich ihrer Langzeitwirkung gut untersuchte Substanz dieser Gruppe ist das Clozapin. Naber und Hippius (1994) sowie Meltzer und Mitarbeiter (1995) konnten zeigen, daß Clozapin einen günstigen Effekt auf chronische schizophrene Verläufe hat. Unter der Behandlung mit diesem Atypikum berichteten 30-50 % der Patienten über eine deutliche Verbesserung des psychischen Befindens, die Rehospitalisierungsrate sowie die Suizidalitätsrate wurde durch die Behandlung signifikant gesenkt und die Verträglichkeit bzw. die Compliance verbessert, ohne daß Spätdyskinesien auftraten. Ferner zeigen 40-60 % der unter Clozapin behandelten Patienten eine erhebliche Besserung mit zum Teil eindrucksvollen Erfolgen bezüglich der Variablen wie unabhängiges Wohnen oder Arbeitsfähigkeit (Lindström 1988).

Der gravierendste Nachteil der Langzeitbehandlung mit atypischen Neuroleptika ist derzeit wohl der Kostenfaktor. Die Tagessätze von z. B. Olanzapin oder Risperidon betragen ein Vielfaches im Vergleich zu den etablierten Präparaten. Untersuchungen zu Clozapin, Risperidon und aktuell auch zu Olanzapin konnten jedoch zeigen, daß der Einsatz dieser Antipsychotika letztendlich volkswirtschaftlich günstiger ist als die Verordnung herkömmlicher Neuroleptika (Buckley und Schulz 1996). Obwohl die Untersuchungen in Nordamerika durchgeführt wurden und nicht ohne weiteres auf deutsche Verhältnisse übertragbar sind, so scheint, daß die Rehospitalisierungsrate und Hospitalisierungsdauer niedriger sind und die Patienten unter dieser Behandlung zu einem höheren Anteil regelmäßig einen Beruf ausüben.

4.2 Dauer der Rezidivprophylaxe

Ein Grundprinzip der Langzeitbehandlung schizophrener Patienten stellt die Erkenntnis dar, daß wiederholte psychotische Schübe den Verlauf und die Prognose der schizophrenen Erkrankung deutlich verschlechtern (Wyatt 1992). Prospektive placebokontrollierte Untersuchungen (Kane und Lieberman 1987), sowie sogenannte Absetzstudien (Gilbert et al. 1995) konnten zeigen, daß der Wegfall des neuroleptischen Schutzes auch Jahre nach remittierter Symptomatik ein hohes Rezidivrisiko in sich birgt. Aus diesem Grunde sollten ersterkrankte schizophrene Patienten über einen Zeitraum von 1-2 Jahren und mehrfacherkrankte Patienten über einen Zeitraum von 5 Jahren rezidivprophylaktisch behandelt werden. Danach sollte das Antipsychotikum über einen Zeitraum von 6

Monaten reduziert und schließlich abgesetzt werden, wobei die Dosisreduktion im Zeitraum von 4-8 Wochen nie mehr als um 20 % erfolgen sollte (Fleischhacker 1995). Während der Reduktions- bzw. Absetzphase sollte die psychotherapeutische Betreuung intensiviert werden.

Eine Alternative zur kontinuierlichen Rezidivprophylaxe stellt die intermittierende neuroleptische Therapie dar. Grundgedanke dieser antipsychotischen Behandlungsform ist, den Patienten die dauerhafte Einnahme von Neuroleptika und damit die Belastung durch mögliche Nebenwirkungen zu ersparen. Inzwischen existieren eine Reihe von Studien (Schooler et al. 1993, Pietzcker et al. 1993), die Vor- und Nachteile beider Behandlungsformen untersucht haben. Dabei wurde eindeutig nachgewiesen, daß die Intervalltherapie im Vergleich zur kontinuierlichen Therapie ein höheres Rezidiv-Risiko in sich birgt. Auch die Hoffnung, durch die Intervalltherapie das Spätdyskinesierisiko zu senken, haben sich nicht erfüllt.

4.3 Dosierung

Hinsichtlich der zur Langzeittherapie zu wählenden Dosierung der Neuroleptika gilt grundlegend, daß die therapeutisch wirksamen Dosen aus der Akutphase über einen Zeitraum von 3-6 Monaten weitergeführt werden sollten (Fleischhacker 1995). Im Hinblick auf die Notwendigkeit einer langfristigen Rezidivprophylaxe und die Dosisabhängigkeit möglicher Nebenwirkungen sollte dabei eine möglichst niedrige Dosierung gewählt werden. Unter dem Gesichtspunkt der Compliance sollte die Langzeitbehandlung mittels eines oralen Antipsychotikum auf einen Einnahmezeitpunkt pro Tag reduziert werden.

Nach Fleischhacker (1995) sollte die Langzeittherapie schizophrener Störungen, unabhängig von der Applikationsform, mit einer Dosis zwischen 5 bis 15 mg Haloperidoläquivalent pro Tag durchgeführt werden. Für die minimalen Wirkdosen der Depotantipsychotika liegen Empfehlungen von Kissling (1994) vor. Danach sollte Fluphenazin decanoat in einer Dosis von 6.5-12.5 mg alle 2 Wochen, Flupenthixol decanoat in einer Dosis von 20 mg alle 2 Wochen und Haloperidol decanoat in einer Dosis von 50-60 mg alle 4 Wochen zur Anwendung kommen.

4.4 Nebenwirkungen und deren Behandlung

Die Voraussetzung für eine erfolgreiche Langzeittherapie der schizophrenen Störung erfordert eine ständige Nutzen-Risiko-Analyse der neuroleptischen Behandlung. Diese beinhaltet besonders eine regelmäßige und sorgfältige Fokussierung neuroleptischer Nebenwirkungen, v. a. aufgrund deren quälenden Charakters, deren Tendenz zur Chronizität, sowie der daraus entstehenden Non-Compliance.

Eine unerwünschte Nebenwirkung, die ausschließlich in der Langzeitbehandlung von schizophrenen Störungen auftritt, ist die Entwicklung der tardiven Dyskinesie (Kane et al. 1992). Dabei handelt es sich um ein hyperkinetisches Syndrom, das sich v. a. durch unkontrollierte Mund- und Gesichtsbewegungen manifestiert. Um die Diagnose dieser Spätdyskinesie stellen zu können, müssen die Kriterien von Schooler und Kane (1982) erfüllt sein: Dazu gehören eine durchgehende Behandlung mit Neuroleptika über einen Zeitraum von 3 Monaten, ein Bestehen des beschriebenen Syndroms, sowie der Ausschluß anderer Ursachen (u. a. die Einnahme von Anticholinergika oder Antikonvulsiva). Zur Inzidenz dieser Nebenwirkung wurde von Kane und Mitarbeiter (1986) Raten von 4 % mitgeteilt. Entgegen ursprünglicher Angaben sind etwa die Hälfte aller tardiven Phänomene reversibel (Gardos et al. 1994).

Die Therapie chronischer Antipsychotikanebenwirkungen ist sehr schwierig und richtet sich im wesentlichen nach den Richtlinien der Akuttherapie. Anticholinergika sind wirkungslos und sollten bei Auftreten aufgrund der möglichen Verursachung abgesetzt werden. Kurzfristige Linderung wird durch die Gabe von Benzodiazepinen erreicht. Nach neuesten Untersuchungen scheinen jüngere Patienten zumindest im Einzelfall gut auf die Behandlung mit Vitamin E anzusprechen (Gardos und Cole 1995). Ansonsten sollten die Patienten frühzeitig auf Clozapin umgestellt werden. Verschiedene Autoren beschreiben eine positive Wirkung des Clozapin auf vorbestehende Spätdyskinesien (Simpson et al. 1978, Lieberman et al. 1989). In der Regel kam es zu einer initialen Verbesserung mit erneuter Verschlechterung nach Absetzen, nur selten dagegen zu einer vollständigen Remission (Small et al. 1987). Zur Beeinflussung spätdyskinetischer Syndrome wurde Clozapin im Dosisbereich von 400-900 mg pro Tag vorgeschlagen (Lieberman et al. 1989).

5. Spezielle Aspekte der Schizophreniebehandlung

Betrachtet man die pharmakotherapeutische Forschung zur Schizophrenie über die letzten Jahrzehnte, so läßt sich feststellen, daß das Hauptaugenmerk der Behandlung der Positivsymptomatik bzw. der Vermeidung des Wiederauftretens produktiv psychotischer Symptome und der Rückfallprophylaxe galt. In den letzten Jahren rückten jedoch auch andere Aspekte der Behandlung schizophrener Patienten in den Vordergrund. Dazu gehören neben der spezifischen Therapie der oftmals in der Langzeittherapie auftretenden Minussymptomatik, auch die kognitiven Störungen schizophrener Patienten. Daneben wurde der Lebensqualität schizophrener Patienten, sowie der Compliance unter neuroleptischer Therapie vermehrte Aufmerksamkeit gewidmet. Es besteht berechtigte Hoffnung, daß die Beforschung dieser Aspekte neue Wege in der Behandlung schizophrener Patienten eröffnen werden, so daß die bis dato vorliegenden Ergebnisse im folgenden gesondert erörtert werden sollen.

5.1 Behandlung der Negativsymptomatik

Der Begriff der Negativ- bzw. Minussymptomatik schizophrener Störungen umfaßt auf deskriptiver Ebene einen Komplex verschiedenartiger psychopathologischer Auffälligkeiten. Nach dem Konzept von Carpenter (1996) wird dieses Phänomen der Negativsymptomatik in einen primären und einen sekundären Bereich getrennt. Mit dem Komplex des primären Defizitsyndroms werden Störungen bezeichnet, als deren Ursache die pathophysiologischen Prozesse der Schizophrenie an sich angesehen werden und die durch eine Persistenz auch während Phasen der Stabilität gekennzeichnet sind. Als Kernsymptome werden hier u. a. eingeschränkte affektive Ausdrucks- und Modulationsfähigkeiten, Verarmung von Sprach- und Denkinhalten, Interessenverlust und eine reduzierte soziale Anteilnahme formuliert (Carpenter et al. 1988). Im Gegensatz dazu versteht man die sekundäre Negativsymptomatik nicht durch pathophysiologische Prozesse der Schizophrenie hervorgerufen, sondern als Folge dysfunktionaler Bewältigungsversuche von akuten psychotischen Exazerbationen, als negative Begleiterscheinung der neuroleptischen Medikation, sowie als soziale Unterstimulation bzw. als Ausdruck dysphorischer Syndrome (Buchberger 1997). Diese Differenzierung ist für die Therapie im klinischen Alltag von erheblicher Relevanz.

Insbesondere für die Behandlung der sekundären Negativsymptomatik bedarf es einer sorgfältigen klinischen Beobachtung. So kann beispielsweise bei Patienten mit gleichzeitig produktiv-psychotischen und negativen Symptomen einerseits eine Erhöhung der antipsychotischen Medikation – bei Rückzugstendenzen in der Folge von psychotischem Erleben – andererseits eine Reduktion der Dosis – bei Hypokinese durch die neuroleptische Therapie – angezeigt sein. Für diese Patienten gilt zudem, daß sie hinsichtlich der Behandlung der Negativsymptomatik gut auf atypische Neuroleptika ansprechen, insbesondere auf Risperidon (Möller 1995), Clozapin (Kane et al. 1988a) Olanzapin (Tollefson et al. 1997) und Sertindol (Zimbroff et al. 1997). Die besondere Wirksamkeit dieser atypischen Antipsychotika erklärt man sich einerseits durch den geringeren Umfang an extrapyramidal-motorischen Nebenwirkungen und andererseits durch die größere antipsychotische Potenz, zumindest bei therapieresistenten Patienten.

Bei der Behandlung derjenigen Patienten, bei denen die Negativsymptomatik ganz das klinische Bild prägt, also den Patienten mit einem sogenannten Defizitsyndrom (Carpenter 1996), existieren ebenfalls einige ermutigende Befunde, die sich vorwiegend auf die Behandlung mit atypischen Antipsychotika beziehen.

An erster Stelle ist hier das Clozapin zu nennen, dessen Einfluß auf die primäre Negativsymptomatik allerdings nach wie vor kontrovers diskutiert wird. So berichten Kane et al. (1988) und Miller et al. (1994) über eine Besserung der Negativsymptomatik unabhängig von sekundären Einflußgrößen, während Breier und Mitarbeiter (1994) im Vergleich zu Haloperidol keinen Vorteil in der Behandlung mit Clozapin fanden. Im Fall einer Therapie mit Clozapin sollten Dosen von 100-200 mg pro Tag zur Anwendung kommen.

Klarer sind die Ergebnisse für das ebenfalls schon länger auf dem Markt befindliche Risperidon. Insbesondere Möller (1995) konnte anhand 523 chronisch schizophrener Patienten zeigen, daß Risperidon in der Dosierung von 6 mg pro Tag, im Vergleich zu Haloperidol, einen stärkeren Rückgang primärer negativer Symptome bewirkte.

Ermutigende Ergebnisse liegen inzwischen auch für Zotepin vor, die sich u. a. auf Ergebnisse von Untersuchungen durch Barnas et al. (1992) stützen. Danach kam es bei chronisch schizophrenen Patienten unter der Behandlung mit Zotepin zu einer signifikanten Besserung der SANS (Scale for the assessment of negative symptoms)-Subscores Affektverflachung, Anhedonie und Störungen der Aufmerksamkeit. Spezielle Dosierungsempfehlungen für die Therapie der Negativsymtomatik mittels Zotepin liegen nicht vor.

Auch Olanzapin zeigt nach Veröffentlichungen von Beasley et al. (1996) in einem Dosisbereich von 12.5-17.5 mg pro Tag eine Besserung der Negativsymptomatik, wobei jedoch Patienten mit gleichzeitiger Positiv- und Negativsymptomatik untersucht wurden. Neuere Untersuchungen von Tollefson und Mitarbeiter (1997) bestätigen dieses Ergebnis aber auch für das primäre Defizitsyndrom.

Für Sertindol zeigen die Ergebnisse der sogenannten „Landmark-Studie" (Zimbroff et al. 1997) einen stärkeren Rückgang der Negativsymptomatik im Vergleich zu Placebo bzw. Haloperidol in einer Dosierung von 20 mg pro Tag, wobei jedoch auch Patienten mit gleichzeitiger Positiv- und Negativsymptomatik untersucht wurden.

Ein weiteres, schon seit längerer Zeit zur Anwendung kommendes atypisches Neuroleptikum, ist das Sulpirid. Trotz nachgewiesener Besserung der Negativsymptomatik konnte sich dieses Antipsychotikum jedoch nicht durchsetzen, da es in relativ hoher Dosierung verabreicht werden muß und in diesem Bereich eine Hyperprolaktinämie verursachen kann (Kurtz et al. 1996).

Eine von der chemischen Struktur dem Sulpirid ähnliche Substanz ist das Amisulprid, das schon seit mehreren Jahren in Frankreich zur Anwendung kommt. Loo und Mitarbeiter (1997) konnten in einer doppelblind-kontrollierten Studie eine signifikante Besserung der Minussymptomatik durch Amisulprid im Vergleich zu Placebo nachweisen, wobei eine Amisulpirid-Dosis von l00 mg pro Tag verabreicht wurde. Aufgrund der Patientenselektion – es wurden nur remittierte Patienten mit negativer Symptomatik untersucht – kann das Ergebnis als Hinweis auf die Wirksamkeit beim Defizitsyndrom schizophrener Störungen gewertet werden (Buchberger 1997).

Insgesamt ist festzuhalten, daß aufgrund der vorliegenden wissenschaftlichen Ergebnisse der Einsatz der atypischen Neuroleptika im Bereich der Behandlung der primären und sekundären Negativsymptomatik nachdrücklich empfohlen werden kann.

5.2 Kognitive Störungen

Neben den Zielsyndromen der Plus- bzw. Minussymptomatik wurde der Veränderung der kognitiven Störungen unter neuroleptischer Therapie besondere Aufmerksamkeit geschenkt. Verschiedene Untersuchungen konnten zeigen, daß bei schizophrenen Patienten Einschränkungen der Auffassungs-, Konzentrations- und Merkfähigkeit und der Informationsverarbeitung bzw. der Reagibilität bestehen, die auf Fehlfunktionen im mesolimbischen System und im dorsolateralen präfrontalen Cortex beruhen (Goldberg und Weinberger 1996).

Hinsichtlich der klassischen Antipsychotika wurde von Gallhofer et al. (1996) festgestellt, daß diese mittels der D2-Blockade bisweilen zu einer signifikanten Verschlechterung einzelner kognitiver Funktionen führen. Dabei gilt zu beachten, daß eine Verbesserung kognitiver Funktionen insbesondere für die Rehabilitation und die berufliche und soziale Wiedereingliederung eine entscheidende Rolle spielt bzw. für den Erfolg von psychotherapeutischen oder psychoedukativen Maßnahmen unabdingbar ist. So stellen neurokognitive Leistungen nach einer Übersichtsarbeit von Green (1996) wichtige Prädiktoren für Lebensqualität, soziale Integration und allgemeines Outcome dar (siehe auch Brekke 1997).

Im Hinblick auf den Einsatz von atypischen Antipsychotika existieren zu allen auf dem deutschen Markt befindlichen Präparaten eine Reihe von Untersuchungen, die daraufhin deuten, daß sie einzelne kognitive Funktionen stärker positiv beeinflussen als herkömmliche Neuroleptika. Dies geht sogar soweit, daß einzelne Resultate kognitiver Testungen nicht von denen Gesunder zu unterscheiden sind (Gallhofer et al. 1996). Die meisten replizierten Befunde liegen derzeit zum Clozapin vor. Kognitive Leistungssteigerungen über die Effekte typischer Neuroleptika hinaus wurden u. a. für die Bereiche Raumverarbeitung, Wortflüssigkeit, selektive Aufmerksamkeit und z. T. auch Planungsfähigkeit berichtet (Moritz et al. in Druck). Gedächtniseinbußen, die der anticholinergen Eigenschaft von Clozapin zugeschrieben werden, sind u. a. für figurales, weniger für verbales Material beschrieben worden (Goldberg et al. 1993, Hoff et al. 1996). Grace et al. (1996) stellten jedoch über einen Drei-Jahres-Zeitraum eine allgemeine signifikante Steigerung der mnestischen Fähigkeiten unter hohen Clozapindosen fest (durchschnittlich > 700 mg/d). Generalisierte Verbesserungen wurden ebenfalls von Lee et al. (1994) berichtet.

5.3 Das Problem der Medikamentencompliance

Ein essentieller Bestandteil der Behandlung schizophrener Patienten stellt die Compliance hinsichtlich des beschriebenen Medikamentenregimes dar. Mit einer konsequenten Einnahme der Antipsychotika können akute Zustandsbilder behandelt und psychotische Episoden verkürzt bzw. verhindert werden (Davis et al. 1993). Daraus resultiert eine bessere Prognose der schizophrenen Erkrankung.

Bezüglich der Compliance-Rate zur regelmäßigen Rezidivprophylaxe wurde festgestellt, daß die Kooperationsbereitschaft mit zunehmendem zeitlichen Abstand zur Entlassung kontinuierlich abnimmt (McEyoy et al. 1989). Während im ersten Jahr noch 50 % der Patienten regelmäßig Medikamente einnehmen, fällt diese Rate im zweiten Jahr schon auf 15 % (Van Putten 1974, Blackwell 1976). Beeinflussende Faktoren, die im Zusammenhang mit der Medikamenten-Non-Compliance genannt werden, sind u. a. die Komplexität des Medikamentenregimes (Eisen et al. 1990), das Vorhandensein von objektiven (Fleischhacker et al. 1994) bzw. subjektiven (Awad 1993, Naber 1994) Nebenwirkungen, die mangelnde Einsicht in die Notwendigkeit der Medikamenteneinnahme (Donovan und Blake 1992), die Beziehung zum behandelnden Arzt (Frank et al. 1995) sowie die Einbeziehung des Patienten in das Medikamentenmanagement (Conrad 1985).

Während diese Sichtweise lediglich die Seite des Patienten beleuchtet, existieren auch von seiten der Ärzte eine Reihe von Ursachen für die mangelhafte Medikamentencompliance schizophrener Patienten. Nach Kissling (1992) gehören hierzu u. a. die falsche Anwendung der Neuroleptika wie z. B. falsche Präparatewahl oder die Induktion vermeidbarer Nebenwirkungen durch Überdosierung.

Angesichts dieser Befunde und der daraus resultierenden immensen psychosozialen Folgeschäden erscheint eine Verbesserung der stationären- und außerstationären Medikamentencompliance unumgänglich. Neben allgemeinen Maßnahmen wie Aufklärung der Patienten und deren Angehörigen, Formulierung von Behandlungsrichtlinien, engere Vernetzung des klinischen und ambulanten Bereiches, sowie regelmäßigen Fortbildungen bzw. Qualitätssicherungsmaßnahmen existieren auch eine Reihe von medikamentenbezogenen Handlungsweisen, die im Hinblick auf die Verbesserung der Compliance unbedingt berücksichtigt werden sollten.

Hier ist u. a. der verstärkte Einsatz von Neuroleptika aus der Gruppe der atypischen Neuroleptika zu nennen. Dafür sprechen eine Reihe von spezifischen Eigenschaften dieser Antipsychotika, die eng mit einer Verbesserung der Compliance assoziiert sind. Neben guter antipsychotischer Wirkung weisen diese Neuroleptika eine reduzierte Rate an extrapyramidal-motorischen Nebenwirkungen auf (Lieberman 1996, Möller 1996, Weiden et al. 1996), beeinflussen positiv die Minussymptomatik (Möller 1995, Kane et al. 1988a, Tollefson et al. 1997), verbessern kognitive Funktionen (Goldberg und Weinberger 1996), werden von den Patienten subjektiv besser vertragen (Naber 1994 et 1995) und verbessern im Vergleich zu klassischen Neuroleptika die Lebensqualität (Awad und Hogan 1994, Naber 1995). Diese Faktoren erhöhen die Compliance (Lieberman 1996, Weiden et al. 1996) zur Gesamtbehandlung und verkürzen damit die Behandlungsdauer (Buckley und Schulz 1996) bzw. senken die Rehospitalisierungsrate (Lieberman 1996).

5.4 Pharmakotherapie und Lebensqualität

Der Aspekt der Lebensqualität bei schizophrenen Patienten (engl.: Quality of Life = QoL) hat sich in den letzten Jahren bei der Beurteilung von Behandlungskonzepten bzw. deren Erforschung etabliert (Awad et al. 1995). Dies gilt insbesondere für die neuroleptische Behandlung, da nicht selten durch die auf die Symptomatik gerichtete Pharmakotherapie eine Einschränkung der Lebensqualität resultiert.

Entgegen dem klinischen Eindruck vieler Psychiater zeigen etliche Studien (u. a. Naber 1995), daß die meisten remittierten oder zumindest nicht mehr akut psychotischen schizophrenen Patienten in der Lage sind, ihr Befinden bzw. ihre Lebensqualität in Selbstbeurteilungsfragebögen adäquat zu äußern. Häufig zeigte sich auch, daß subjektives Wohlbefinden, insbesondere bezüglich des affektiven Erlebens, durch Fremdbeurteilung kaum bzw. nur eingeschränkt zu messen ist. Daher hat es sich bewährt, die Lebensqualität getrennt von der psychopathologischen Symptomatik zu erfassen.

Die Skalierung und Meßbarkeit der Lebensqualität allgemein und besonders der neuroleptikaassoziierten Faktoren gestaltet sich jedoch schwierig. Eine inzwischen etablierte Selbstbeurteilungsskala zur Erfassung der subjektiven Befindlichkeit mit guter Reliabilität, Validität und Sensitivität ist die SWN (Subjectiv well being under neuroleptic treatment; Naber 1995). Die SWN zeigt eine hohe Beziehung zur Lebensqualität, die Korrelation mit psychopathologischen Symptomen ist geringer ausgeprägt, weist allerdings eine deutliche Beziehung zur Negativsymptomatik auf.

Aussagen zu neuroleptikaassoziierten Beeinflussungen der Lebensqualität existieren im wesentlichen zu drei Bereichen – dem Krankheitsverlauf, dem psychopathologischen Status und den neuroleptikabedingten Nebenwirkungen.

Hinsichtlich des Krankheitsverlaufes zeigten Arbeiten von Browne et al. (1996) und Skantze et al. (1992), daß bei der Einschätzung der Lebensqualität Faktoren wie Krankheits- und Behandlungsdauer oder die Anzahl stationärer Hospitalisierungen eine wesentliche Rolle spielen.

In bezug auf die Beziehungen zwischen dem Ausmaß der psychopathologischen Symptomatik und der zumeist subjektiv erhobenen Lebensqualität bestehen noch keine eindeutigen Aussagen. Während Larsen und Gerlach (1996) keine signifikanten Beziehungen zwischen diesen zwei Bereichen eruieren konnten, zeigten Arbeiten von Angermeyer (1994) und Browne et al. (1996), daß eine deutliche Beeinflussung des Erlebens der Lebensqualität in Abhängigkeit des Auftretens einer Negativsymptomatik besteht. Auch Meltzer et al. (1992) berichteten, daß eine vorhandene Minussymptomatik einen stärkeren Einfluß auf die Lebensqualität schizophrener Patienten hat als produktiv psychotische Symptome.

Auch die Beziehung zwischen dem Auftreten antipsychotikabedingter Nebenwirkungen und der Lebensqualität wurde mehrfach untersucht. In der erwähnten Arbeit von Larsen und Gerlach (1996) wurde kein Zusammenhang gefunden, Browne et al. (1996) dagegen beschreiben einen signifikanten Zusammenhang zwischen der Lebensqualität und dem Auftreten von Nebenwirkungen, insbesondere von Spätdyskinesien. Ferner zeigen sich Korrelationen, wie Windgassen (1992) zeigen konnte, zwischen der Lebensqualität und kognitiven Defiziten (v. a. Konzentrationsstörungen, Ideenarmut und emotionaler Verarmung). Von den Patienten werden solche Nebenwirkungen häufig umschrieben mit Äußerungen wie beispielsweise „sich als ein Zombie zu fühlen“ oder „mumifiziert“ zu sein. Kritisch anzumerken ist hierbei, daß diese Symptome differentialdiagnostisch schwer abzugrenzen sind, da sie auch als genuiner Bestandteil der schizophrenen Erkrankung selbst (Negativsymptomatik) oder als Reaktion auf das Erleben der Psychose gewertet werden können.

Angesichts dieses unmittelbaren Einflusses der Pharmakotherapie auf die angesprochenen Bereiche der Lebensqualität kommt der Auswahl des Antipsychotikums bei der Behandlung der schizophrenen Störung eine entscheidende Bedeutung zu. Dabei ist das subjektive Erleben der unmittelbaren Neuroleptikawirkung der entscheidende Faktor für die Beurteilung der Lebensqualität bzw. der Compliance.

In der ersten Studie, in der der Einfluß von Neuroleptika auf die Lebensqualität schizophrener Patienten untersucht wurde, zeigten Meltzer und Mitarbeiter (1990) nach offener Verabreichung von Clozapin über 6 Monate bei 38 therapieresistenten Patienten eine hochsignifikante Besserung. Die bisher einzige kontrollierte Studie, in der die Lebensqualität ebenfalls mit der methodisch eher fragwürdigen Heinrichs-Carpenter-Skala gemessen wurde, zeigte eine bereits nach 6 Wochen signifikante Überlegenheit von Olanzapin gegenüber Haloperidol, dieser signifikante Unterschied zeigte sich ebenfalls bei den folgenden Untersuchungen bis hin zur 52. Woche (Tollefson et al. 1997). Die tägliche klinische Erfahrung, wonach auch andere atypische Neuroleptika die Lebensqualität schizophrener Patienten verbessern, wurde unterstützt durch eine Untersuchung von Franz und Mitarbeitern (1997), in der die subjektive Lebensqualität schizophrener Patienten unter atypischen Neuroleptika (Clozapin, Risperidon, Zotepin n = 33) mit der unter typischen Neuroleptika (n = 31) verglichen wurde. Die Patienten unter atypischen Neuroleptika, insbesondere die unter Clozapin und Risperidon, zeigten in dieser Studie über 4 Monate signifikant bessere Werte in den Bereichen körperliches Wohlbefinden, Sozialleben und Alltagsfunktionen.

6. Ausblick

Bis vor einigen Jahren war die objektive Psychopathologie bzw. die Fremdbeurteilung durch den Psychiater das alleinige oder ausschließliche Erfolgskriterium einer neuroleptischen Therapie. Erst seit einigen Jahren wird die Patientenperspektive bzw. die subjektive Wirkung von Neuroleptika zunehmend berücksichtigt. Die unerwünschten Wirkungen von Neuroleptika sind nicht auf motorische Symptome eingeschränkt, häufig sind auch kognitive und affektive Einbußen zu beobachten. Gerade unter typischen Neuroleptika berichten die Patienten häufig über Einschränkungen von Emotionalität, Willensstärke, Spontanität und Lebensfreude (Windgassen 1992, Awad 1993). Diese individuell sehr unterschiedlichen subjektiven Beschwerden über Einschränkungen von Kognition und Emotion sind seit Beginn der neuroleptischen Therapie bekannt und mit einer Vielzahl von unterschiedlichen Begriffen benannt worden: u. a. pharmakogene Depression, postremissives Erschöpfungssyndrom, akinetische Depression, neuroleptische Dysphorie, neuroleptisch-induziertes Defizitsyndrom und neuroleptisch-induzierte Anhedonie.

Den Psychiatern sollte bei der Anwendung von typischen Neuroleptika bewußt sein, daß nicht nur durch grob auffällige motorische Nebenwirkungen wie Dystonie oder Akathisie das Körpererleben und die Lebensqualität ihrer schizophrenen Patienten massiv reduziert werden. Auch bereits diskrete Nebenwirkungen, der objektiven Beobachtung oft verborgen, können den Patienten in Motorik, Affekt und Kognition erheblich einschränken.

Häufig und in gewisser Weise zu recht wird geäußert, daß die Entwicklung der Neuroleptika zwar die Akutbehandlung schizophrener Patienten deutlich verbessert und erleichtert hat, daß aber die Langzeitprognose für eine große Gruppe der schizophrenen Patienten sich bisher noch nicht gebessert hat. Angesichts des immer deutlicheren Zusammenhanges zwischen frühzeitiger sowie kontinuierlicher neuroleptischer Therapie und guter Langzeitprognose ist die Hoffnung berechtigt, daß mit einer häufigeren Verabreichung von atypischen Neuroleptika auch der Langzeiterfolg deutlich ansteigt. Diese Medikamente sind nicht nur wirksam und zumeist gut verträglich, sie werden auch vom sozialen Umfeld bzw. von den Angehörigen sehr viel eher akzeptiert. Die Stigmatisierung des schizophrenen Patienten durch die grob auffälligen motorischen Nebenwirkungen unter typischen Neuroleptika entfallen und werden sehr wahrscheinlich auch den aktuell sehr schlechten Ruf von Neuroleptika verbessern. Während der Unterschied zwischen typischen und atypischen Neuroleptika vom Psychiater häufig als nur bedingt relevant angesehen wird, sehen die meisten schizophrenen Patienten für die atypischen Präparate deutliche Vorteile und ihre Angehörigen sind zumeist noch mehr davon überzeugt, daß diese neuen Medikamente vorzuziehen sind.

Derzeit werden in Deutschland nur 8 % der schizophrenen Patienten mit atypischen Neuroleptika behandelt. Im Interesse der Betroffenen ist sehr zu hoffen, daß dieser Anteil innerhalb der nächsten Jahre deutlich ansteigt.

Literatur

Alvir JJ, Lieberman JA, Safferman ZA, Schwimmer JL, Schaaf JA (1993): Clozapine-induced agranulocytosis. Incidence and risk factors in the United States: N. Engl. J. Med. 329:161-167

Angermayer MC (1994): Symptomfreiheit oder Lebensqualität: Ziele der Schizophreniebehandlung. In: Katschnig H, König P: Schizophrenie und Lebensqualität. Springer, Wien

Awad AG (1993): Subjective response to neuroleptic in schizophrenia. Schizophrenia Bull. 19:609-616

Awad AG, Hogan TP (1994): Subjective response to neuroleptics and the quality of life: implications for treatment outcome. Acta. Psychiatr. Scand. 89, suppl. 380:27-32

Awad AG, Voruganti LNP, Heslegrave RJ (1995): The aims of antipsychotic medications. What are the and are they being achieved? CNS Drugs 4: 8-16

Baldessarini RJ, Fleischhacker WW, Sperk G (1991): Pharmakotherapie in der Psychiatrie. Thieme, Stuttgart, New York

Barnas C, Stuppäck CH, Miller C, Haring C, Sperner-Unterweger B, Fleischhacker WW (1992): Zotepine in the treatment of schizophrenic patients with prevailingly negative symptoms. A double-blind trial vs. haloperidol. Int. Clin. Psychopharmacol. 7:23-27

Bäuml J, Kissling W, Butter P et al. (1993): Informationszentrierte Patienten- und Angehörigengruppen zur Complianceverbesserung bei schizophrenen Patienten. Verhaltenstherapie 3 (suppl. 1):1-96

Beasley CM, Tollefson G, Tran P, Satterlee W et al. (1996): Olanzapine versus placebo versus haloperidol. Acute phase results of the North American double-blind olanzapine trial. Neuropsychopharmacology 14:111-123

Blackwell G (1976): Treatment adherence. Br. J. Psychiatry 129:513-531

Breier A, Buchanan RW, Kirkpatrick B et al. (1994): Effects of dozapine on positive and negative symptoms in outpatients with schizophrenia. Am. J. Psychiatry 151:20-26

Brekke JS, Raine A, Ansel M, Lencz T, & Bird L (1997). Neuropsychological and psychophysiological correlates of psychosocial functioning in schizophrenia. Schizophrenia Bulletin, 23(1), 19-28

Browne S, Roe M, Lane A, Gervin M et al. (1996): Quality of life in schizophrenia: relationship to sociodemographic factors, symptomatology and tardive dyskinesia. Acta. Psychiatr. Scand. 94:118-124

Buchberger R (1997): Behandlung der Negativsymptomatik schizophrener Patienten. Psycho 23:248-253

Buckley PF, Schulz C (1996): Clozapine and risperidone: refining and extending their use. Harv. Rev. Psychiatry 4/4, 184-199

Carpenter WT jr. (1996): The treatment of Negative Symptoms: Pharmacological and Methodological Issues. Br. J. Psychiatry 168, suppl. 29:17-22

Carpenter WT jr., Heinrichs DW, Wagman AMI (1988): Deficit and Nondeficit Forms of Schizophrenia: The Concept. Am J Psychiatry 145:578-583

Conrad P (1979): The meaning of medications: another look at compliance. Social Science and Medicine 20: 29-37

Coward D (1992): Aktuelle Aspekte zum Wirkungsmechanismus von Clozapin. In: Naber D, Müller-Spahn F (Hrsg.): Clozapin. Pharmakologie und Klinik eines atypischen Neuroleptikums. Schattauer, Stuttgart, New York, pp 11-18

Crow TJ, McMillan JF, Johnson AL, Johnson EC (1986): The Northwick Park study of first episodes of schizophrenia: II. A randomized controlled trial of prophylactic neuroleptic treatment. Br. J. Psychiatry 148:120-127

Dave M (1994): Clozapine related tardive dyskinesia. Biol. Psychiatry 35:886-887

Davis JM (1988): Maintenance medication. In: Barnes TRE (ed.): Depot neuroleptics: a consensus. Mediscript, London, pp 47-52

Davis JM, Kane JM, Marder SR et al. (1993): Dose response of prophylactic antipsychotics. J. Clin. Psychiatry 54: 24-30

Delay J, Deniker P, Harl JM (1952): Utilisation en therapeutique psychiatrie d'une phenothiazine d'action centrale elective (4560RP). Ann. Med. Psychol., 112-117

Donovan JE, Blake DR (1992): Patient non-compliance: deviance or reasoned decision-making. Social Science and Medicine 34:507-513

Dose M 1993: Kombinationen von Neuroleptika mit anderen Pharmaka als Therapiestrategie bei Neuroleptika-Nonrespondern. In: Möller HJ (Hrsg.): Therapieresistenz unter Neuroleptikabehandlung. Springer - Wien - New York, 139-153

Eisen SA, Miller DK, Woodward RS et al. (1990): The effect of prescribed daily dose frequency on patient medication compliance. Arch. of Internal Medicine 150:1881-1884

Fayen M, Goldman MB, Moulthrop MA et al. (1988): Differential memory function with dopaminergic versus anticholinergic treatment of drug induced extrapyramidal symptoms. Am. J. Psychiatry 145:483-486

Fleischhacker WW (1995): Die pharmakologische Behandlung schizophrener Störungen. In: Hinterhuber H, Fleischhacker WW, Meise U: Die Behandlung der Schizophrenien State of the Art. Verlag Integrative Psychiatrie, Innsbruck, Wien 1995

Fleischhacker WW, Hummer M, Kurz M, Kurzthaler I, Lieberman JA, Pollack S, Safferman AZ, Kane JM (1994a): Clozapine dose in the United States and Europe: implications for therapeutic and adverse effects. J. Clin. Psychiatry 55 (9, suppl. B): 78-81

Fleischhacker WW, Roth SD, Kane JM (1990): The pharmacologic treatment of neuroleptic-induced akathisie. J. Clin. Psychopharmacol. 10:12-21

Fleischhacker WW, Meise U, Gunther V et al. (1994): Compliance with antipsychotic drug treatment: influence of side effects. Acta. Psychiat. Scand. 89 (Suppl. 382):11-15

Frank E, Kupfer DJ, Siegel LR (1995): Alliance not compliance: a philosophy of outpatient care. J. Clin. Psychiatry 56 (suppl. 1):11-17

Franz M et al. (1997): Conventional versus atypical neuroleptics: subjective quality of life in schizophrenic patients. Br. J. Psychiatry 170:422-425

Gaebel W, Pietzcker A (1985): One-year-outcome of schizophrenic patients – the interaction of chronicity and neuroleptic treatment. Pharmacopsychiatry 18: 235-239

Gallhofer B, Bauer U, Lis S et al. (1996): Cognitive dysfunction in schizophrenia: comparison of treatment with atypical antipsychotic agents and conventional neuroleptic drugs. Eur. Neuropsychopharmacol. 6, Suppl. 2:2-20

Gardos G, Casey DE, Cole JO, Perenyi AP, Kocics E, Arato M, Samson JA, Conley C (1994): Ten-year outcome of tardive dysklnesia. Am. J. Psychiatry 151:836-841

Gardos G, Cole JO (1995): The treatment of tardive dyskinesias. In: Bloom FE, Kupfer DJ (eds.): Psychopharmacology: The fourth generation of progress. Raven Press, New York, pp 1503-1511

Gilbert PL, Harns MJ, Mc Adams LA, Jeste DV (1995): Neuroleptic withdrawel in schizophrenic patients. Arch. Gen. Psychiatry 52:173-188

Goldberg TE, Greenberg RD, Griffin SJ, Gold JM, Kleinman JE, Pickar D, Schulz SC & Weinberger DR (1993). The effects of dozapine on cognition and psychiatric symptoms in patients with schizophrenia. British Journal of Psychiatry, 162, 43-48.

Goldberg TE, Weinberger DR (1996): Thought disorder, working memory and attention: interrelationships and the effects of neuroleptic medications. Int. Clin. Psychopharmacol. 10, Suppl. 3:99-104

Gomez JC, Martin J, Garcia-Bernardo E et al (1996): Olanzapin in Treatment Refractory Schizophrenia. X. World Congress of Psychiatry, Madrid

Grace J, Bellus SB, Raulin ML, Herz MI, Priest BL, Brenner V, Donnelly K, Smith P, & Gunn S (1996). Long-term impact of dozapine and psychosocial treatment on psychiatric symptoms and cognitive functioning. Psychiatric Services, 47(1), 41-45.

Green MF (1996). What are the functional consequences of neurocognitive deficits in schizophrenia? American Journal of Psychiatry, 153(3), 321-330.

Hinterhuber H, Haring C (1992): Unerwünschte Wirkungen, Kontraindikationen, Überdosierungen, Intoxikation. In: Riederer P, Laux G, Pöldinger W (Hrsg.): Neuro-Psychopharmaka, Bd. 4. Springer, Wien, pp 102-121

Hippius H, Stille G (1971): Kritische Stellungnahme zum Begriff der Neuroleptika (anhand von pharmakologischen und klinischen Befunden mit Clozapin). Pharmacopsychiat. 4, 182-191

Hoff AL, Faustman WO, Wieneke Met al. (1996). The effects of dozapine on symptom reduction, neurocognitive function, and clinical management in treatment-refractory state hospital schizophrenic inpatients. Neuropsychopharmacology, 15(4), 361-369.

Holzbach R (1997): Neue pharmakologische Behandlungsalternativen der Schizophrenie. Psycho 23, 233-237.

Kane J, Lieberman JA (1987): Maintenance pharmacotherapy in schizophrenia. In: Meltzer HY (ed.): Psychopharmacology: The third generation of progress. Raven Press, New York, pp 1103-1109

Kane J, Woerner M, Borenstein M, Wegner J, Lieberman JA (1986): Integrating incidence and prevalence of tardive dyskinesia. Psychopharmacol. Bull. 22:254-258

Kane JM (1992): New developments in the pharmacological treatment of schizophrenia. Bull. Menninger Clin. *56*, 62-75

Kane JM (1994): The use of higher-dose antipsychotic medication. Comment on the Royal College of Psychiatrist's consensus statement. Br. J. Psychiatry 164, 431-432

Kane JM, Jeste DV, Barnes TRE et al. (1992): Tardive dyskinesia: a task force report of the American Psychiatric Association. American Psychiatric Association, Washington DC

Kane JM, Honigfeld G, Singer J, Meltzer H (1988): Clozapin for the treatment-resistant schizophrenic. A double-blind comparison with chlorpromazine. Arch. Gen. Psychiatry 45:789-796

Kane JM, Davis JM, Schooler NR, Marder SR, Brauzer B, Casey DE (1993): A one-year comparison of four dosages of haloperidol decanoat. Schizophr. Res. 9:239-240

Kane JM, Marder SR (1993): Psychopharmacologic treatment of schizophrenia. Schizophr Bull 19:287-302

Kanter J (1989): Clinical case management: definition, principles, components. Hosp. Commun. Psychiatry 40: 362-388

Kinon BJ, Kane JM, Johns C, Perovich R, Ismi M, Koreen A, Weiden P (1993): Treatment of neuroleptic resistant schizophrenic relapse. Psychopharmacol. Bull. 29:309-314

Kissling W (1991): Duration of neuroleptic maintenance treatment. In: Kissling W (ed.) Guidelines for neuroleptic relapse prevention in schizophrenia. Springer - Berlin - Heidelberg, pp 94-112

Kissling W (1992): Neuroleptische Rezidivprophylaxe – eine verpaßte Chance? In: Rifkin A, Osterheider M (Hrsg.): Schizophrenie – aktuelle Trends und Behandlungsstrategien. Springer - Berlin - Heidelberg, pp 83-91

Kissling W (1994): Compliance, quality assurance and standards for relapse prevention in schizophrenia. Acta. Psychiatr. Scand. 89 (Suppl. 382): 16-24

Kurtz G, Müller-Spahn F, Schmaus M, Hippius H (1996): Therapie schizophrener Patienten mit Minussymptomatik. Psychopharmakotherapie 3/2: 57-65

Kurz M, Hummer M, Oberbauer H, Fleischhacker WW (1995): Extrapyramidal side-effects of dozapine and haloperidol. Psychopharmacology 118:52-56

Lee MA, Thompson PA, & Meltzer HY (1994): Effects of dozapine on cognitive function in schizophrenia. Journal of Clinical Psychiatry, 55 (Suppl. B)(9), 82-87.

Levinson DF, Singh H, Simpson M (1992): Timing of acute clinical response to fluphenazine. Br. J. Psychiatry 160:365-371

Lieberman J, Johns C, Cooper T, Pollack S, Kane J (1989): Clozapine pharmacology and tardive dyskinesia. Psychopharmacology 99:54-59

Lieberman JA (1996): Atypical antipsychotic drugs as a first-line treatment of schizophrenia: a rationale and hypothesis. J. Clin. Psychiatry 57, Suppl. 11, 68-71

Lieberman JA, Jody D, Geisler S, Alvir J, Loebel A, Szymanski S, Woerner M, Borenstein M (1993): Time course and biological correlates of treatment response in first-episode schizophrenia. Arch Gen Psychiatry 50: 369-376

Lindenmayer JP, Grochowski S, Mabugat L (1994): Clozapine effects on positive and negative symptoms: A six-month trial in treatment-refractory schizophrenics. J. Clin. Psychopharmacology 14:200-204

Lindström L-H (1988): The effect of long-term treatment with dozapine in schizophrenia: A retrospective study in 96 patients treated with dozapine for up to 13 years. Acta. Psychiatr. Scand. 77/5:524-529

Loebel A, Lieberman J, Alvir J, Geisler J, Koreen A, Chakos M (1995): Time to treatment response in successive episodes of early onset schizophrenia. Schizopr. Res. 15:158

Loo H, Poirier-Littre M-F, Theron M, Rein W, Fleurot O (1997): Amisulpride in the medium-term treatment of the negative symptoms of schizophrenia. Br. J. Psychiatry 170:18-22

Marder SR, Meibach RC (1994): Risperidone in the treatment of schizophrenia. Am. J. Psychiatry 151: 825-835

Maurer K, Biehl H (1988): Klinikaufenthalte und produktive Rückfälle bei ersterkrankten Schizophrenen. Determinanten des Zeitverlaufs zwischen stationären Aufnahmen bzw. schizophrenen Rezidiven über fünf Jahre. Nervenheilkunde 7:279-290

McEvoy JP, Hogarty GE, Steingard S (1991): Optimal dose of neuroleptic in acute schizophrenia. Arch. Gen. Psychiatry 48:739-745

McEvoy JP, Freter S, Everett G et al (1989): Insight and the clinical outcome of schizophrenic patients. J. Nerv. Ment. Dis. 177:48-51

Meltzer HY (1989): Duration of a dozapine trial in neuroleptic-resistant schizophrenia. Arch. Gen. Psychiatry 46, 672

Meltzer HY, Burnett S, Bastani B, Ramirez LF (1990): Effects of six months of dozapine treatment on the quality of life of chronic schizophrenic patients. Hosp. and Comm. Psychiatry 41, 8:892-897

Meltzer HY (1992): Treatment of neuroleptic-nonresponsive schizophrenic patients. Schizophr. Bull. 18, 515-552

Meltzer HY (1995): Multiple-outcome criteria in schizophrenia: an overview of outcome with dozapine. Eur. Psychiatry 10, Suppl. 1:19-25

Meyer MC, Baldessarini RJ, Goff DC, Centorrino F (1996): Clinical significant interactions of psychotropic agents with antipsychotic drugs. DRUG SAF 15, 333-346

Miller DD, Perry PJ, Cadoret RJ et al (1994): Clozapine's effect on negative Symptoms in treatment-refractory schizophrenics. Comprehensive Psychiatry 35:8-15

Möller HJ (1995): The negative component in schizophrenia. Acta. Psychiatr. Scand. 91 (suppl. 388):11-14

Möller HJ (1996): Treatment of schizophrenia: state of the art. Eur. Arch. Psychiatry Clin. Neurosci. 246, 229-234

Moritz S, Naber D, Krausz M, Lambert M, Andresen B (in Druck). Neurokognitive Veränderungen unter Clozapin. In: D Naber & F Müller-Spahn (eds), Clozapin-Pharmakologie und Klinik eines atypischen Neuroleptikums

Müller P (1982): Zur Rezidivprophylaxe schizophrener Psychosen. Enke, Stuttgart

Naber D, Holzbach R, Perro C, Hippius H (1992): Clinical Management of dozapine patients in relation to efficacy and side-effects. Br. J. Psychiatry 160, Suppl. 17, 54-59

Naber D, Hippius H (1994): Indikation, Wirksamkeit und Verträglichkeit von Clozapin. Klinische Erfahrungen bei 1058 stationären Behandlungen. In: Naber D, Müller-Spahn F (Hrsg.): Clozapin – Pharmakologie und Klinik eines atypischen Neuroleptikums. Neuere Aspekte der klinischen Praxis. Springer, Berlin - Heidelberg - New York - Tokyo, pp 91-101

Naber D (1995): A self-rating to measure subjective effects of neuroleptic drugs, relationships to objective psychopathology, compliance and other clinical variables. Int. Clin. Psychopharmac., Vol. 10, Suppl. 3:133-138

Pajonk F-G, Naber D (1996): Atypische Neuroleptika in der Behandlung schizophrener Patienten. Arzneimitteltherapie, 80-83

Potkin SG, Bera R, Gulasekaram G et al. (1994): Plasma dozapine concentrations predict clinical response in treatment resistant schizophrenia. J. Clin. Psychiatry 55 (9, suppl. B):133-136

Raleigh F (1996): Use of novel antipsychotic drugs. Pharmacotherapy 16, 160-165

Schooler NR, Levine J, Severe JB, Brauzer B, DiMascio A, Klerman GL, Tuason VB (1980): Prevention of relapse in schizophrenia: an evaluation of fluphenazine decanoate. Arch. Gen. Psychiatry 37:16-24

Skantze K, Malm U, Dencker SJ et al (1992): Comparison of Quality of Life with Standard of Living in Schizophrenic Outpatients. Br. J. Psychiatry 161:797-801

Simpson GM, Lee JH, Shrivastava K: Clozapine in tardive dyskinesia. Psychopharmacology 56:75-80

Small JC, Milstein V, Marhenke JD, Hall DD, Kellams JJ (1987): Treatment outcome with dozapine in tardive dyskinesia neuroleptic sensitivity and treatment-resistant psychosis. J. Clin. Psychiatry 48:263-267

Szymanski S, Masiar S, Mayerhoff D, Loebel A, Geisler S, Pollack S, Kane J, Lieberman J (1994): Clozapine response in treatment-refractory first-episode schizophrenia. Soc. Biol. Psychiatry 35:278-280

Tandon R, Mann NA, Eisner WH, Coppard N (1990): Effect of anticholinergic medication on positive and negative symptoms in medication-free schizophrenic patients. Psychiat. Res. 31: 235-241

Tollefson GD, Sanger TM, Beasley CM (1997): The Course of Primary and Secondary Negative Symptoms in a Controlled Trial with Olanzapine. In: Focus on Schizophrenia, Psychiatry Global Medical Conference, Indianapolis

Van Putten T (1974): Why do schizophrenics refuse their drugs? Arch. of General Psychiatry 31:67-72

Van Putten T, May TR (1978): Akinetic depression: in schizophrenia. Archives in Gen. Psychiatry 35:1101-1107

Van Putten T, Marder SR, Mintz J, Poland RE (1992): Haloperidol plasma levels and clinical response: a therapeutic window relationsship. Am. J. Psychiatry 149:500-505

Weiden P, Aquila R, Standard J (1996): Atypical antipsychotic drugs and longterm outcome in schizophrenia. J. Clin. Psychiatry 57, Suppl. 11, 53-60

Whitworth AB, Fleischhacker WW (1995): Adverse effects of antipsychotic drugs. Int. Clin. Psychopharamcol. 9 (suppl. 5):21-27

Windgassen K (1992): Treatment with neuroleptics: the patient's perspective. Acta. Psychiatr. Scand. 86:405-410

Wirshing WC, Marder SR, Van Putten T, Ames D (1995): Acute treatment of schizophrenia. In: Bloom FE, Kupfer DJ (eds): Psychopharmacology – The fourth generation of progress. Raven Press, New York, pp 1259-1266

Wittenberg N, Stin D, Barak Y, Achiron A (1996): Clozapine and tardive dyskinesia: analysis of clinical trials. Pathophysiology 3, 241-244

Wyatt RJ (1992): Neuroleptics and the natural course of schizophrenia. Schizophr. Bull. 17:325-351.

Zarate CA, Cole JO (1994): An algorithm for the pharmacological treatment of schizophrenia. Psychiatr. Ann. 24:333-339

Zimbroff DL, Kane JM , Tamminga JM et al. (1997): Controlled dose-response study of sertindole and haloperidol in the treatment of schizophrenia. Am. J. Psychiatry 154, No. 6, pp 782-791

LILO SÜLLWOLD

Lerntheoretische Aspekte in der Therapie Schizophrener

Bewältigungsorientierte Therapieansätze

Das Erleben einer Psychose führt bei den meisten der Betroffenen zu Bewältigungsreaktionen, die das Erscheinungsbild der Erkrankung mit beeinflussen und den Verlauf in Bezug auf die soziale Prognose mit entscheiden. Diese Sekundärreaktionen sind nicht immer als Selbstheilungsversuche wirksam, sie können selbst Störungscharakter gewinnen und somit den Zustand verschlimmern. In den letzten Jahren setzte eine systematische Beachtung von Coping-Reaktionen bei schizophren Erkrankten ein, die eine wichtige Grundlage für das Finden von effektiven psychotherapeutischen Strategien liefern. (Böker u. Schaub 1997). Das Ziel dabei muß sein, nützliche und schädliche Bewältigungsversuche zu unterscheiden und letztere in autoprotektive, kontrollierende oder kompensierende Reaktionen zu überführen. (Breier und Strauss 1983) Es reicht sicherlich nicht aus die Selbstheilversuche zu übernehmen oder auf Selbsterfahrungsgruppen zu hoffen, die hinsichtlich ihrer Wirksamkeit auch bei anderen Störungen vermutlich stark überschätzt wurden (eine Ausnahme sind die Anonymen Alkoholiker).

Das allgemeine Ziel einer z. B. verhaltenstherapeutischen Zusatzbehandlung kann nur sein, dem Erkrankten zu einer Verbesserung seines Funktionsniveaus zu verhelfen, die Kontrolle über persistierende Symptome auszubauen, das Wohlbefinden zu erhöhen. Diese vergleichsweise bescheidene Zielsetzung, die nicht auf Heilung gerichtet sein kann, ist dennoch anspruchsvoll. Dies lassen die Voraussetzungen bereits erkennen, von denen bei der Entwicklung eines Therapiekonzeptes ausgegangen werden muß:

- In der Regel ist eine Kombination mit Pharmakotherapie notwendig. Da Neuroleptika die executiven Funktionen beeinflussen, muß eine Feinabstimmung erfolgen, die ausreicht die psychotischen Symptome zu beherrschen, aber Motivation sowie zielorientiertes Handeln nicht zu stark reduziert.
- Die Compliance in bezug auf alle therapeutischen Maßnahmen ist ein wichtiges, initiales Therapieziel.

- Die Therapie muß störungsbezogen sein, mit andauernden Beeinträchtigungen und oftmals auch persisitierenden einzelnen psychotischen Symptomen ist zu rechnen. Dies bestimmt die Therapieziele bzw. Problemdefinitionen in jedem Einzelfall.
- Das graduell unterschiedliche aber meist vorhandene psychologische Defizit (Basis-Störungen) muß ebenfalls berücksichtigt werden. Die Kapazität hinsichtlich der Aufmerksamkeitszentrierung, des Sprachverständnisses usw. ist begrenzt, die Aufnahmefähigkeit etwa für Instruktionen o. a. darf daher nicht überfordert werden.
- Therapieziele müssen ebenfalls individuell gefunden werden und auf die jeweilige Wiederherstellungsphase bezogen sein. Es kann daher keine globalen Zielsetzungen geben.
- Ein graduiertes Vorgehen mit nach Schwierigkeit und Komplexität abgestuften Therapiezielen wird der Realität am besten gerecht.
- Die Ausarbeitung verschiedener Bausteine (Module) hat sich bewährt, die im Einzelfall nacheinander oder kombiniert angewendet werden können.
- Konsens besteht darin (u. a. Hogarty et al. 1996), daß Therapie für schizophren Erkrankte konkret und hochstrukturiert sein muß.

Im idealen Falle erhält ein Patient nach dem Abklingen der akuten Symptome eine direkt auf die gestörten kognitiven Prozesse gerichtete Therapie in Gruppen (Brenner et al. 1994) sowie eine Familientherapie, die auf empirische Ergebnisse zu „expressed emotions" gegründet ist und damit ebenfalls störungsbezogen, konkret und strukturiert erfolgt (Hahlweg et al. 1995, Herrlich 1998).

Notwendig erscheint eine Konzeptentwicklung für eine Einzeltherapie, die als ambulante Nachsorge wichtig ist. Welche Patienten sind einer solchen kognitiv-verhaltenstherapeutischen Behandlung zugänglich?

- Der Zeitpunkt ist die Entlassung nach einer ersten akuten Episode oder Wiedererkrankung, in der schwierigen Phase der Wiedereingliederung.
- Zwei bis vier Vorgespräche (noch während des stationären Aufenthaltes) können unserer Erfahrung nach klären, ob der Patient zugänglich ist.
- Die Art der Störungen ist entscheidender als eine quantitative Einstufung des Residualsyndroms. Negativsymptome können sich verändern, sie stellen nicht selten Sekundärreaktionen dar (z. B. Spracharmut, weil die Gedanken durcheinanderlaufen, Angst das richtige Wort nicht zu finden, Ablenkung durch interne Reize, z. B. Vorstellungsdrängen usw.).

- Gegenindikation sind auf jeden Fall: Nicht zu verbessernde Compliance (Medikamenteneinnahme, Einhalten von Terminen und Vereinbarungen); flach-gehobene Affektlage mit Kritiklosigkeit,
- ausgeprägte Denkstörungen, die eine geordnete Kommunikation unmöglich machen;
- Vorherrschen von Symptomen wie Autismus, negativistische Tendenzen, systematisierter Wahn mit anhaltender Wahndynamik.

Die außerordentliche Vielgestaltigkeit der Residualsyndrome (Huber 1994), die in den gebräuchlichen Skalen nur sehr unzulänglich abgebildet wird, läßt es jedoch angeraten erscheinen, keine zu starren Indikationsregeln zum jetzigen Zeitpunkt aufzustellen. Der hierarchische Aufbau der Therapie, von mehr einfachen zu mehr komplexen Problemen, gestattet es zudem, aufzuhören, wenn eine drohende Überforderung deutlich wird. Für den Patienten ist dies kein Abbruch, sondern das Erreichen eines Teilzieles.

Die verbale Kommunikation mit dem Patienten muß auf die kognitiven Störungen Rücksicht nehmen. Notwendig ist, kurze Sätze zu machen, zu wiederholen, zusammenzufassen was besprochen wurde, Pausen zu machen, damit der Patient das Gehörte verarbeiten kann. Diskrete Störungen der rezeptiven und expressiven Sprache bleiben vielfach lange vorhanden (Süllwold 1995).

Die Auswahl relevanter Teilziele

In der Rubrik des Frankfurter Beschwerde-Fragebogens „was mir hilft und meinen Zustand bessert" antworten Viele: „Wenn ich mich auf wenige Aktivitäten konzentriere und alles andere weglasse." Dies ist der Ausgangspunkt dafür, dem Patienten zu erklären, daß es darauf ankomme, in der Erholungsphase von der Psychose eine solche Konzentration zu akzeptieren. Oft geht es zunächst darum, Selbstversorgung, Alltagsroutine und eine Ordnung des Tagesablaufes zu erreichen. Was in der Klinik an Struktur vorgegeben war, muß nun selbst initiiert werden. Angehörige, wenn vorhanden, sollten nicht zu stark eingreifen um „overinvolvement" und Kritik zu vermeiden. Für den Patienten ist wichtig, daß man ihm die Funktion oder den Nutzen dessen erklärt: Wenn die tägliche Routine wieder reibungslos abläuft wird Freiraum gewonnen. Die Strukturierung des Tagesablaufes hilft die Gedanken zu ordnen, die Konzentration auf Handlungsabläufe drängt psychotische Restsymptome zurück, die vorzugsweise auftreten, wenn zuviel leere Zeit vorhanden ist. Der Verlust automatisierter Abläufe (Süllwold 1977) behindert vielfach Tätigkeiten, der Patient schämt sich, weil er sich nicht erklären kann, weshalb ihm selbst simple Dinge schwerfallen. Die Erschwerung wird ihm als „Fadenverlieren" auf der Handlungsebene erklärt, er kann leicht nachvollziehen, daß er sich immer wieder überlegen muß „was kommt jetzt" und dadurch das Handlungsziel aus den Augen verliert. Die Umwelt registriert dies als Trödeln, zwanghaftes Kontrollieren, Ausweichen vor der anstrengenden Tätigkeit mit Vernachlässigung der Körperpflege oder anderem. Die Wiedergewinnung automatisierter Fertigkeiten wird dem Patienten als eine Variante von Konzentrationsübung vermittelt. Einzelne Schritte können sein:

- Auswahl wichtiger Routinetätigkeiten
- Abfolgen einzelner Schritte zunächst vorstellen, nachfolgend einen schriftlichen Leitfaden in Stichworten herstellen;
- Bei „Fadenverlieren" kann nachgesehen werden;
- Gleichbleibende Handlungsketten oft wiederholen;
- Rückmeldung „hat geklappt" festhalten;
- Hilfsmittel Leitfaden allmählich ausblenden;
- Kurze Pausen mit Zeitrückmeldungen einführen;
- Wenn nötig, Rückmeldesignale bewußt wahrnehmen und hilfsweise verbal kodieren (Wasser klar, aufhören zu spülen).

Die Tageslaufstrukturierung sollte ein Maximalprogramm für gute Tage und ein Minimalprogramm für schlechte festlegen. Eine solche Einbeziehung von zu erwartenden Zustandschwankungen verhindert, daß der Patient entmutigt wird und garnichts tut, wenn es ihm nicht gut geht. Wichtig erscheint ferner, daß in dem Programm Tätigkeiten, die eher Pflichten entsprechen, mit solchen, die Annehmlichkeit bringen abwechseln. Gesundheitsverhalten, wie Schaub (1995) betont, ist ebenfalls ein wichtiger Aspekt (regelmäßiges Essen, Schlafen, an die Luft gehen usw.).

Wenn der Erkrankte mit Beziehungspersonen zusammenlebt ist es wichtig, dessen Aufmerksamkeit auch auf die Umgebung zu lenken. Das Anbieten kleiner Hilfen, Fragen „wie war Dein Tag" können Spannungen reduzieren und das Zusammenleben erleichtern. Der naturgemäß egozentrische Kranke kommt oftmals nicht von selbst auf solche Gesten, die Therapeuten geraten ebenfalls leicht in eine zu einseitige Wahrnehmung des Patienten und seiner Nöte. Ohne in diesem Initialstadium der Wiederherstellung zuviel zu verlangen, sollten jedoch entsprechende Aufgaben in die Behandlungsschritte frühzeitig eingebaut werden. Denn auf die Geduld von Angehörigen kommt es langfristig an.

Verunsicherung in sozialen Situationen überwinden

Die Betroffenen merken, daß sie in unterschiedlichen sozialen Situationen unerklärlich unsicher geworden sind (FBF: „Auch in ganz alltäglichen Situationen muß ich ständig aufpassen, daß ich mich richtig verhalte."). Selbstbehauptungsprogramme, die eingesetzt wurden, gehen u. E. nach am Kern der Sache vorbei. Die Erkrankten sind nicht selbstunsicher, sondern durch die Erkrankung kam es zu einer „Nivellierung der Gewohnheitshierarchien", die in einer Situation am meisten angemessene Reaktion hat nicht die höchste Wahrscheinlichkeit des Auftretens. Subjektiv ist die beeinträchtigte Reaktionsauswahl für den schizophren Erkrankten ein Verlust an Kontrolle, er hat es nicht mehr in der Hand nach Motivation oder Willen zu reagieren. Was durch Umwelteinwirkungen ausgelöst wird, ist von ihm selbst nicht mehr ausreichend berechenbar. Auch aus diesem Grunde werden soziale Situationen gemieden, denn aus den befremdeten Reaktionen anderer, kann er ablesen, daß irgendetwas falsch war.

Auch hier ist zunächst eine Auswahl von relevanten Situationen zu finden. Was ist für den Betroffenen zunächst wichtig, daß er einkaufen gehen kann, entfernte Bekannte treffen, mit näher stehenden Personen Kontakt wieder aufnehmen, auf einer Behörde vorstellig werden kann o. a.

Für eine solche Selektion von sozialen Kontakten, die im Verlaufe des Programmes herbeigeführt werden sollen, ist zuerst das Erkennen von Hinweisreizen zu üben, bzw. der Aufforderungscharakter einer Begegnung. Zum Beispiel, was erwartet ein entfernter Bekannter, der auf der Straße getroffen wird. Woran wird deutlich, ob dieser nur kurz grüßen und dann eilig vorbeigehen will oder ein Gespräch sucht. Das oft beschriebene „mit der Tür ins Haus fallen" schizophren Erkrankter hat seine Grundlage in der Nivellierung der Gewohnheitshierarchien: Ein Einfall, der ausgelöst wird durch den Anblick der betreffenden Person oder irgend ein nicht zum Kontext gehörender Gedanke, kann anstelle einer angepaßten Reaktion erscheinen. Die Modulation, eine durch kognitive Prozesse gesteuerte Reaktions-Selektion, die auch erwartete Gegenreaktionen einschließt, fällt unzureichend aus. Das typische „Danebenreden" kann auftreten oder ein vergröbertes taktloses Verhalten.

Dem Patienten wird erklärt, daß es sich um eine Art von innerer Ablenkung handele und die Verunsicherung zu überwinden ist, wenn das Verhalten in sozialen Situationen erneut eingeübt wird. Die einzelnen Schritte sind:

- Erkennen von Hinweisreizen (Aufforderungscharakter von Situationen)
- Reaktionsauswahl auf der Vorstellungsebene
- Einüben im Rollenspiel (Auftretenswahrscheinlichkeit einer Reaktion erhöht sich)

- Wiederholung ähnlicher Situationen
- Überlernen zum Festigen der Gewohnheit
- Aufsuchen in der Realität
- Rückmeldung und evtl. Korrektur im Rollenspiel, verbale Verstärkung bei Erfolg
- Schrittweise Ausweitung des Repertoires
- Kritische Situationen: Auf eindringende Fragen reagieren; Kritik beantworten; positive und negative Emotionen ausdrücken; Nein-Sagen (ohne zu verletzen); Wünsche äußern, u. a. mehr.

Viele der Betroffenen brauchen zeitweilige Rückzugsmöglichkeiten, sie müssen diese vertreten und der Umwelt erläutern (Ich muß Ruhe haben um mich zu entspannen.) Ein Dauerproblem ist die Regulierung von Distanz und Nähe. Wie schon lange in der Psychiatrie erkannt wurde, müssen die schizophren Erkrankten das Ausmaß an Kontakt, das sie gerade ertragen können und suchen, bestimmen können. Hierfür sozial angemessene Taktiken zu finden ist ein nicht unwichtiges Detail eines auf soziale Aktivitäten gerichteten Programmteiles.

Das Erkennen von Stressoren

Die meisten Patienten bemerken, daß sie sehr störbar sind und durch unterschiedliche Reiz-Klassen (meist akustische) irritiert werden. Sie erleben, sich nicht mehr abschirmen zu können. Situationen mit Vielfalt-Stimulation (Lärm, Gedränge, viele Menschen, wechselndes Licht) können belastend sein oder eine zu intensive emotionale Stimulierung. Wichtig ist, daß der Patient einen Überblick durch gelenkte Selbstbeobachtung gewinnt, welche Formen von Überstimulation ihn besonders betreffen. Dazu gehört es, zu erkennen auf welche Weise sich bemerkbar macht, daß Belastungsgrenzen überschritten werden. Dies kann sich in Angstgefühlen, psychomotorischer Unruhe, Durcheinanderlaufen der Gedanken, verstärkten paranoiden Ideen u. a. zeigen. Von Bedeutung ist, daß die individuellen Reaktionen auf derartige Stressoren erkennbar werden. Die zeitliche Ausdehnung einer Situation kann ebenso als Stressor wirken. Das gilt z. B. für Kontaktsituationen. Einladungen, Familienfeiern o.ä. sind schwere Problemaufgaben, weil die verbale Kommunikation höchste Anforderungen an die laufende Informationsaufnahme stellt. Dazu kommt eine lebhafte Hintergrundstimulation durch eine Mehrzahl von Personen, die verwirrend wirkt. Sich geordnet verhalten und äußern ist immer noch anstrengend, der Patient kann sich nicht der Spontaneität überlassen wie ein Gesunder. Damit solche Situationen bewältigt werden, muß dem Betroffenen zunächst erklärt werden, warum dies für ihn schwierig ist. Dabei kann vor allem auf die Anforderung an die Daueraufmerksamkeit Bezug genommen werden, eine Erklärung, die nicht schreckt und der eigenen Erfahrung nahe kommt. Selbstschutz heißt in diesem Kontext, daß Anzeichen für Übererregung wahrgenommen werden. Manche Patienten lernen, in der Situation zu bleiben und dennoch abzuschalten, andere wiederum müssen kurzfristig oder längerfristig „aus dem Felde gehen". Als Übung kann hilfreich sein, daß aktives Zuhören signalisiert werden kann, das weniger anstrengt als selbst zu sprechen. Welche Bewältigungsreaktion bevorzugt wird, hängt von der individuellen Symptomatik ab. Zu verallgemeinern ist, daß die Betroffenen lernen ihre Störbarkeit einzuschätzen und zu verstehen, *und* Strategien finden, die Überstimulation abschwächen können. Der Therapeut lenkt die Selbstbeobachtung auf Zusammenhänge der beschriebenen Art. Auf diese Weise können belastende Situationen vorausgesehen werden und vorbeugend die Zeitdauer begrenzt oder andere Vermeidungsreaktionen entwickelt werden. Welche thematischen Schwerpunkte, die aufeinanderfolgend und anhand konkreter Erfahrungen in der Therapie berücksichtigt werden, sind in der skizzierten ersten Behandlungsphase sinnvoll? Mit dem Patienten lassen sich die folgenden Teilziele festlegen:

- Die Störbarkeit besser verstehen können, lernen Überlastung zu erkennen und diese zu vermeiden;
- Schritt für Schritt den Rückzug überwinden und herausfinden, was bewältigt werden kann;
- Erkennen, was Störungen mildert und was diese verstärkt hervortreten läßt;
- Erklärungen finden, warum vieles Problemaufgaben sind (im Vergleich zu früher und zu Gesunden);
- Was ist gesund an mir, was sind normale Probleme, was sind krankheitsbedingte.

Die Lenkung der Aufmerksamkeit des Patienten auf seine Ressourcen, auf gesunde Anteile und meist immer noch vorhandene persönliche Leistungen und Stärken, ist eine notwendige Korrektur der Fokussierung auf Einbußen und Symptome. Krankheitsbewältigung ist eine Leistung besonderer Art.

Die angeführten Details bleiben notwendig punktuell. An anderer Stelle haben wir unser Vorgehen genauer beschrieben (Süllwold und Herrlich 1998).

Literatur

Brenner HD, Roder V, Kienzle B, Reed D, Liberman R (1994): Integrated Psychological Therapy for Schizophrenic Patients. Hogrefe und Huber, Seattle - Toronto - Bern - Göttingen

Breier A, Strauss, JS (1983): Self-control in psychotic disorders. Arch. Gen.Psychiat. 40:1141-1145

Böker W, Schaub A (1997): Bewältigungsversuche Schizophrener. In: Behandlung schizophrener Psychosen (W Böker und HD Brenner, Hrsg.) Ferdinand Enke, Stuttgart

Hahlweg K, Dürr H, Müller U (1995): Familienbetreuung schizophrener Patienten. Ein verhaltenstherapeutischer Ansatz zur Rückfallprophylaxe. Beltz, Weinheim

Herrlich J (1998): Die Angehörigen. In: Psychologische Behandlung schizophren Erkrankter. 2. erw. Auflage. Kohlhammer, Stuttgart - Berlin - Köln, S. 99-113

Hogarty GE, Kornblith SJ, Greenwald D, Dibarry AL, Cooley S, Flesher S, Reis D, Carter M, Ulrich R (1996): Personal Therapy: A Disorder Relevant Psychotherapy for Schizophrenia. Schizophrenia Bulletin 21: 379-393

Huber G (1994): Psychiatrie. Lehrbuch 5. Aufl. Schattauer, Stuttgart - New York

Schaub A (1995): Rückfallgefährdung und Bewältigungsstrategien bei schizophrenen Patienten. In: Neuere Entwicklungen in der Behandlung schizophrener Psychosen. Bender W, Hubmann W, Mohr F (Hrsg.) VTS-Verlag, München-Haar S.278-293

Süllwold L (1997): Symptome schizophrener Erkrankungen. Uncharakteristische Basisstörungen. Springer, Heidelberg - Berlin

Süllwold L (1995): Schizophrenie 3. überarbeitete und erw. Auflage. W. Kohlhammer, Stuttgart - Berlin - Köln

Süllwold L, Herrlich J (1998): Psychologische Behandlung schizophren Erkrankter, 2. erw. Aufl. W. Kohlhammer, Stuttgart - Berlin - Köln

Josef Bäuml ◆ Gabi Pitschel-Walz ◆ Ania Basan ◆ Werner Kissling

Psychoedukative Gruppen bei Angehörigen von schizophrenen Patienten: Erwartungen und Einstellungen von Angehörigen im Vergleich zu professionellen Helfern

Ergebnisse der Münchner PIP-Studie[1]

Zusammenfassung

Von professioneller Seite wird bei der Diskussion der Kausalitätsfrage von schizophrenen Erkrankungen immer wieder die Double-Bind-Theorie von Bateson (1956) aufgeführt, obwohl deren Allgemeingültigkeit bisher nicht nachgewiesen werden konnte. Andererseits werden viele Angehörige durch das Verhalten der Professionellen oftmals in eine derartige „Beziehungsfalle" gebracht, wenn sie einerseits bei zu starkem Engagement für ihre Erkrankten des krankheitsfördernden „HEE-Verhaltens" bezichtigt werden, aber gleichzeitig bei entsprechender Abstinenz dafür gescholten werden, sich ihrer Fürsorgepflicht und Verantwortung zu entziehen (Dörner 1984).

Bei einer Umfrage unter Angehörigen und Professionellen zeigte sich, daß die therapeutisch Tätigen den Einfluß der Angehörigen auf den Ausbruch einer schizophrenen Psychose global mit 51 % einschätzten, während sich aus den Angaben der Familien selbst eine Quote von 37 % errechnete. Die sich daraus ergebenden Probleme im Umgang mit Angehörigen werden zur Diskussion gestellt.

Psychoedukative Gruppen stellen einen pragmatischen Versuch dar, das oft brachliegende protektive Potential der Angehörigen durch eine flexible Kombination aus Informationsvermittlung und emotionaler Entlastung möglichst effizient zum Wohle der Patienten und damit letztlich auch der Angehörigen selbst zu nutzen.

Im Rahmen der Münchner PIP-Studie konnte nachgewiesen werden, daß durch die gezielte Integration der Angehörigen in das Gesamtbehandlungskonzept die stationäre Wiederaufnahmerate sowohl im Ein- wie auch im Zweijahreszeitraum im Vergleich zu einer Kontrollgruppe jeweils um 17 % (21 vs. 38 % und 41 vs. 58 %) reduziert werden kann. Konkrete Maßnahmen zur Implementierung dieser Gruppen in die Routineversorgung werden zur Diskussion gestellt.

---

[1] Förderung dieser Untersuchung durch das BMFT und den DORIST-Fond.
(PIP = Psychosen Informations Projekt).

1. Zur Situation der Angehörigen

Bei seiner Rückschau auf die sozialpsychiatrische Entwicklung der letzten 100 Jahre im deutschsprachigen Raum gibt Finzen (1995) zugleich einen Ausblick auf künftige Herausforderungen auf diesem Sektor. Neben der Lebensqualitätsforschung und dem verbesserten Management zur Qualitätssicherung ganz allgemein mißt er v.a. den psychoedukativen Verfahren zur gezielten Integration von Patienten und Angehörigen in das Gesamtbehandlungskonzept eine zentrale Rolle bei.

In der aktuellen Versorgungsrealität spielen aber derartige Gruppen noch immer eine eher untergeordnete Rolle. Einer Fragebogen-gestützten Untersuchung von Buttner (1996) zufolge wurden im süddeutschen Raum zwar bei 67 % der 123 befragten psychiatrischen Kliniken in den letzten Jahren mindestens einmal derartige Gruppen durchgeführt, von einem kontinuierlichen Angebot psychoedukativer Interventionen berichteten jedoch nur 45 % der antwortenden Einrichtungen. Da es sich bei diesen Zahlen aber um eine kumulative Erhebung über einen Zeitraum von 5 Jahren handelt, muß von einer relativ spärlichen Verbreitung derartiger Gruppen im Routine-Angebot der Kliniken ausgegangen werden.

Wiedemann und Buchkremer fordern in einem Übersichtsartikel angesichts der international erbrachten Effizienznachweise von verhaltenstherapeutisch ausgerichteten Interventionen auf die Rückfallverhütung, daß derartige Maßnahmen bei der Langzeitbehandlung von schizophrenen Patienten neben der neuroleptischen Therapie nicht mehr fehlen dürften (Wiedemann 1996). Im Rahmen einer eigenen Untersuchung an insgesamt 236 Angehörigen von schizophrenen Patienten ergab sich, daß ca. 12 % der Angehörigen von mehrfach Erkrankten vor der Index-Hospitalisation an einer Angehörigengruppe teilgenommen hatten (Bäuml 1998). Aktuell äußerten damals 47 % der befragten Angehörigen Interesse an einer Gruppe. Ein Jahr später zeigten sich 93 % derjenigen Angehörigen, die tatsächlich an den Gruppen teilgenommen hatten, sehr angetan von dieser Interventionsform. Das heißt, trotz anfänglicher Skepsis profitieren nahezu alle Angehörige, wenn sie tatsächlich Gelegenheit hatten, an einer derartigen Gruppe zu partizipieren.

Bei einer Umfrage unter 262 österreichischen Angehörigen (Katschnig et al. 1997) berichteten 46 % der Befragten, daß sie Selbsthilfegruppen für sehr wichtig fänden, nach professionell angeleiteten Gruppen war nicht speziell gefragt worden. Den vorliegenden Literaturdaten zufolge kann davon ausgegangen werden, daß die überwiegende Mehrzahl der Angehörigen von derartigen Gruppen profitiert.

Dies erscheint v.a. deshalb bemerkenswert, weil viele Angehörige von eher negativ getönten Erfahrungen mit professionellen Helfern berichten. Einer Umfrage in Österreich zufolge (Katschnig 1997) berichteten nur 20 % der befragten Angehörigen von „sehr guten" Erfahrungen mit Psychiatern; bei Sozialpädagogen betrug diese Rate zumindest 31 %. Diese negative Erfahrungsbilanz dürfte damit zusammenhängen, daß direkte Kontakte mit Psychiatern häufig in Zusammenhang mit Zwangsmaßnahmen zustandekommen und dadurch unweigerlich überschattet werden von den dabei oft nur schwer zu vermeidenden Kränkungen und der von Ohnmachtsgefühlen begleiteten Hilflosigkeit.

Die Rate von Angehörigen, die explizit „schlechte Erfahrungen" mit Psychiatern gemacht haben, ging erfreulicherweise von 75 % im Jahre 1983 auf 56 % zurück anläßlich der aktuellen Befragung.

Auch wenn sich letztere Zahlen auf eine Untersuchung von österreichischen Familien beziehen, dürfte der Querverweis auf eine Angehörigenuntersuchung im Philipshospital in Riedstatt zu Beginn der 80er Jahre in Deutschland erlaubt sein. Die Widersprüchlichkeit der Handlungskonsequenzen, die sich aus den psychologisch orientierten Ätiologie-Konzepten (Bateson 1956) einerseits und den modernen sozialpsychiatrischen Integrationsversuchen der Patienten innerhalb ihres sozialen Ursprungsfeldes andererseits ergeben, wird sehr deutlich formuliert in einem Beitrag des mittlerweile als Angehörigen-Klassikers zu bezeichnenden Buches von Dörner, Egetmeyer und Koening: „Freispruch der Familie" (1984).

„Wenn wir also Eltern behandeln wie hochvirulente Erreger und uns ihnen gegenüber verhalten nach den Gesetzen der Hygiene und sie vom Patienten fernhalten und aussperren und andererseits die unausgesprochene Erwartung an sie richten, daß sie nach der Entlassung für den Patienten sorgen, dann verlangen wir zwei völlig gegensätzliche und unvereinbare Dinge von ihnen, d.h., wir bringen sie eigentlich in eine Art „Double-Bind-Situation" und wir sollten uns nicht wundern, wenn sie dann ambivalent, schuldbewußt oder mit Rückzug reagieren..." (Dörner 1984).

In diesem Aufsatz wird sehr offen und selbstkritisch erörtert, daß der mangelhafte oder fehlende Kontakt zwischen Angehörigen und Mitarbeitern der Klinik in erheblichem Ausmaß für die unbefriedigende Situation der Angehörigen verantwortlich sein dürfte und daß die Professionellen auf die Angehörigen aktiver zugehen müßten, um ihnen zu vermitteln, daß sie für den Patienten und dessen Behandlung eine sehr wichtige Rolle spielen.

Dieses Resümee gewinnt umso mehr Gewicht, als viele längerfristig Erkrankte trotz aller gutgemeinten Behandlungsvorschläge häufig wieder in ihre Ursprungsfamilien zurückkehren; etwa 60 % der schizophren erkrankten Patienten leben mit ihren Angehörigen zusammen. Viele Angehörige beklagen jedoch, daß ihr fundamentaler Beitrag bei der Langzeitbetreuung von Patienten nicht immer entsprechend gewürdigt werde. Viele haben nach wie vor das Gefühl, in den Kliniken unerwünscht zu sein und nicht die entsprechende Zuwendung und Unterstützung zu erhalten, die sie eigentlich bräuchten.

Laut einer Umfrage des Bundesverbandes der Angehörigen (Titze 1993) sind nur etwa 40 % der Angehörigen mit dem zuletzt stattgefundenen psychiatrischen Behandlungsaufenthalt eines Familienmitgliedes halbwegs zufrieden. Dabei rangieren Klagen über mangelnde Information zur Krankheit und Behandlung mit etwa 50 % noch hinter der generellen Enttäuschung, daß man auf die persönlichen Sorgen und Nöte der Angehörigen zu wenig oder gar nicht eingegangen sei (75 % der Befragten).

Diese Zahlen decken sich weitgehend mit den Daten der in Österreich befragten Angehörigen. Auch dort klagten 57 % der 262 Befragten über „wenig oder gänzlich fehlende" Information über die Erkrankung des Familienangehörigen (Katschnig 1997).

Diese Unzufriedenheit der Angehörigen mag viele psychiatrisch Tätige irritieren, die sich oft mit großem Engagement und anhaltender Gesprächsbereitschaft auch um die Sorgen der Angehörigen zu kümmern versuchen.

Diese Unmutsäußerungen der betroffenen Familien müssen aber Anlaß sein, auf die Sorgen und Nöte der Angehörigen genau zu hören, um durch eine entsprechende Intervention eine konkrete und zufriedenstellende Abhilfe schaffen zu können. Genauere Ausführungen werden hierzu in Kapitel 6 abgehandelt.

Ein Blick in die Vorgeschichte dieser Problematik zeigt, daß die Wahl des richtigen Umgangstones zwischen Professionellen und Angehörigen schon immer etwas kompliziert gewesen zu sein scheint. Ein Ratgeber für „Angehörige von Geisteskrankheiten", der aus der Feder eines Arztes aus der Heilanstalt Strecknitz-Lübeck aus dem Jahre 1924 stammt (J. Enge 1924), merkt einleitend zwar unmißverständlich an, daß auch Geisteskrankheiten „körperliche Krankheiten" seien und sowohl „übernatürliche Einflüsse" als auch „andere" Ursachen zu Unrecht angeschuldigt würden.

Später wird jedoch ausgeführt, daß eine der „wesentlichen Aufgaben der Anstaltsbehandlung darin bestehe, den Kranken aus den bisherigen Verhältnissen, unter denen seine geistige Störung entstanden ist, zu entfernen und dadurch seine Erkrankung günstig zu beeinflussen..."

Folgerichtig wird deshalb empfohlen, den ersten Besuch von Familienmitgliedern frühestens nach vier bis fünf Wochen zuzulassen und dies auch erst nach vorheriger Anfrage beim Anstaltsleiter. Diese Worte stellen zwar keine explizite

Schuldzuschreibung dar, im Gegenteil. Diese Schrift ist insgesamt recht behutsam formuliert, in Nebensätzen wird aber immer wieder ersichtlich, daß die Auseinandersetzung mit Angehörigen als zeitraubend empfunden wird und diese sich deshalb bei schriftlichen Anfragen „auf das Notwendigste" beschränken und nicht nach „...nebensächlichen Dingen..." fragen sollten. Vor allem sollten sie sich „...jeder Vorschläge über Behandlung der Erkrankung...enthalten", denn „...alles wesentliche und wichtige..." würde „...der Arzt auch ohne besondere Fragen berichten..."

Auch wenn man Sprache und Wortwahl auf dem Hintergrund der damals noch sehr patriarchalisch strukturierten Gesellschaftsordnung sehen muß, wird dennoch deutlich, daß der den Angehörigen zugestandene Freiraum bei aller wohlmeinenden Auskunftsbereitschaft im Rahmen dieser Ratgeberschrift sehr eng begrenzt war.

Interessanterweise werden am Schluß dieses Büchleins eine Reihe von Umgangshilfen aufgelistet, die unseren heutigen Vorstellungen sehr nahe kommen. Der Autor resümiert diese Aufzählung mit dem Satz, daß „...die Zahl der Tugenden, die für den Verkehr mit Geisteskranken verlangt werden, ziemlich groß sei... und darum eignen sich nur sehr wenige, vielleicht die wenigsten Menschen zum Umgang mit Geisteskranken, insbesondere zu ihrer Pflege und Wartung..."

Eine unvermittelt aktuelle Dimension erhalten diese Ausführungen mit dem Satz: „,...daß es von dem Besitz dieser Tugenden häufig abhängen wird, ob die Angehörigen ihren Kranken zuhause behalten können oder ihn der Anstaltsbehandlung übergeben müssen..."

Dieser Gedanke, die Angehörigen aktiv in den Betreuungsprozeß der Patienten miteinzubeziehen, geriet in den 50er und 60er Jahren weitgehend in Vergessenheit. Erst im Gefolge der Enthospitalisierung von Langzeitpatienten in den 70er und 80er Jahren wurde das protektive Potential der Angehörigen nolens-volens wieder entdeckt. Die Ambivalenz der Professionellen den Angehörigen gegenüber wurde einleitend schon angesprochen. Es herrschte wenig Gespür für die Leistungen der Angehörigen. Sie sahen sich sehr oft mit Verdächtigungen und Unterstellungen konfrontiert, die ihrerseits zur Folge hatten, daß auch die Angehörigen mehr auf Distanz zu den professionell Tätigen gingen (Wiedemann 1996).

In ihrer Not schritten die Angehörigen zur Selbsthilfe, die zunächst aus inoffiziellen Treffen einzelner Angehöriger in verschiedenen Städten bestand. Die ersten dokumentierten Gruppentreffen fanden Ende der 60er Jahre in Stuttgart statt; dort wurde 1975 dann die erste Angehörigenvereinigung in Deutschland gegründet (Deger-Erlenmaier 1996).

In den Folgejahren kam es zu zahlreichen ähnlichen Zusammenschlüssen, die „Aktionsgemeinschaft von Angehörigen psychisch Kranker und deren Freunde" wurde z. B. 1983 in München gegründet.

Der Bundesverband der Angehörigen psychisch Kranker formierte sich schließlich 1985 in Bonn, mittlerweile gibt es in allen Bundesländern eigene Geschäftsstellen und dank deren engagierter Motivationsarbeit kommt es derzeit laufend zu weiteren Neugründungen von Angehörigengruppen auf lokaler Ebene.

2. Belastungen der Angehörigen

Dieses Bedürfnis nach Zusammenschluß in einer eigenen Organisation hat neben politischen Gründen – um die eigenen Interessen und die der Patienten wirkungsvoller vertreten zu können – auch ganz praktische Gründe. Kaum jemand aus dem Bekannten- und Verwandtenkreis kann richtig verstehen, welche Probleme und Schwierigkeiten durch das Zusammenleben mit einem psychotisch erkrankten Menschen entstehen können. Die einzige Bewältigungsform blieb und bleibt für viele Angehörige der Rückzug in die eigenen vier Wände mit einem Gefühl von Bitterkeit und Resignation. Viele Familien ergeben sich mit fatalistisch anmutender Duldsamkeit in ihr vermeintlich einmaliges Schicksal.

Um das Ausmaß der mit diesem Schicksalsschlag einhergehenden Belastungen genauer zu objektivieren, führte der Bundesverband der Angehörigen Deutschland e.V. eine Fragebogenaktion bei einem randomisiert ausgewählten Drittel der organisierten Mitglieder durch. 900 Personen dieser Stichprobe bekamen ein Fragebogenbündel zugesandt, 557 Antworten kamen zurück, so daß die Ausschöpfquote 63,3 % betrug (Angermeyer et al. 1997).

Generell fühlten sich 70,2 % durch das psychisch erkrankte Familienmitglied belastet, und zwar 39,1 % „mäßig" und 31,1 % „stark".

Besonders gravierend wurden die Belastungen von Ehepartnern erlebt, Eltern erwiesen sich deutlich indolenter. Mit zunehmender Dauer der Erkrankung wurde vermehrt über Einschränkungen im Privatleben geklagt mit Abnahme der Kontakte zu Freunden (33,6 %) und Diskriminierungen durch die soziale Umgebung (30,3 %). Diese Belastungen waren völlig unabhängig vom Geschlecht der Patienten, wenngleich in dieser Stichprobe männliche Patienten mit 69,1 % deutlich stärker repräsentiert waren. 87,1 % der befragten Angehörigen klagten über negative Auswirkungen auf die eigene körperliche und seelische Gesundheit. 68,4 % berichteten von Grübelneigung, 68,1 % litten unter innerer Unruhe und 55,6 % gaben Schlafstörungen an. Finanzielle Einbußen wurden von 44,7 % zu Protokoll gegeben. Daß nur 25,5 % über Einschränkungen bei ihrer Berufsausübung klagten, muß auf dem Hintergrund des relativ hohen Durchschnittsalters von 50 Jahren gesehen werden; eine ganze Reihe der Befragten war vermutlich nicht mehr berufstätig. Nachteile bei der Freizeitgestaltung wurden von 64,8 % der Studienteilnehmer angeführt.

Tabelle 1: Belastungen von Angehörigen schizophren erkrankter Patienten

Fragebogengestützte Untersuchung bei 557 Angehörigen in Deutschland	
Negative Auswirkungen auf die eigene Gesundheit	87 %
Finanzielle Einbußen	45 %
Erschwerter Kontakt zu anderen Familienmitgliedern	25 %
Erschwerter Kontakt zu Freunden	34 %
Diskriminierungen	30 %
Berufliche Einschränkungen	26 %
Eingeschränkte Freizeitausübung	65 %
Angehörige, die sich durch die Krankheit belastet fühlen	70 %

(modifiziert nach Angermeyer et al. 1997)

In der bereits zitierten österreichischen Umfrage wurden nahezu identische Ergebnisse erzielt. Darüber hinaus wurde genauer analysiert, welche Verhaltensauffälligkeiten der Patienten den betreuenden Angehörigen vor allem Sorgen machen.

Die bekannten Minussymptome wie „sozialer Rückzug" und „fehlende Aktivität" nahmen mit 40 % und 38 % eine dominierende Stellung ein. Überraschenderweise wurden aber die Phänomene „Angst" und „Wahnideen" bei den Patienten von 41 % bzw. 36 % der Befragten als recht belastend erlebt. Innerhalb derjenigen Angehörigen, die mit einem schizophren Erkrankten zusammenlebten, wurden auf die Frage nach dem „größten Problem" von 23 % die Wahnideen genannt, mit deutlich größerem Abstand folgten dann „fehlende Aktivität" und „sozialer Rückzug" mit je 5 %.

Diese Ergebnisse stehen z. T. im Widerspruch mit der Einschätzung von manchen Professionellen, daß die produktive Symptomatik von den Angehörigen weniger belastend empfunden würde. Läßt man jedoch das stationäre Alltagsleben Revue passieren, so wirken diese Zahlen durchaus nachvollziehbar. Am meisten Probleme gibt es auch im stationären Behandlungsbereich mit chronisch paranoiden Patienten, die wenig Krankheitseinsicht zeigen, uncompliant sind und auf rasche Entlassung drängen. Häufig wird diesem Wunsch nach vorzeitiger Beendigung der stationären Behandlung mit dem durchaus wohlmeinend liberal getönten Argument stattgegeben, daß sich unter derartigen Kautelen kein konstruktives und tragfähiges Therapiebündnis aufbauen lasse und daß der Patient vermutlich noch Zeit brauche, bis er einen entsprechenden Behandlungswillen entwickle.

So sehr diese Argumentation einer möglichst wenig invasiven und restringierenden Therapeutenhaltung zur Ehre gereicht, so wenig darf übersehen werden, daß diese chronisch produktiven Verhaltensauffälligkeiten nach der Entlassung oft der Toleranzbereitschaft und Leidensfähigkeit der Angehörigen überantwortet werden.

Entsprechend plädieren die Angehörigen deshalb für die regelmäßige Einnahme der Medikation, die von 80 % als „sehr wichtig" bezeichnet wird; eine ähnlich hohe Wertschätzung erfuhr davon unbeschadet auch die Einzelpsychotherapie, die von 71 % der Befragten befürwortet wurde (Katschnig 1997).

Auch in der von Angermeyer organisierten Umfrage unter deutschen Angehörigen wurde untersucht, ob und welche Entlastungen sich die Angehörigen wünschten. 56,7 % fanden eine Entlastung für erforderlich. 26,4 % wünschten sich einen eigenen Urlaubsaufenthalt, 22,3 % versprachen sich von einer Urlaubsmaßnahme für die Patienten eine wesentliche Erleichterung. Besonders hervorzuheben ist hierbei der Wunsch von 16,3 % der Angehörigen, daß die Patienten während einer eigenen Urlaubsfahrt „irgendwie versorgt" werden könnten. Die Häme mancher Professioneller ob der Tatsache, daß ein chronisch psychisch kranker Mensch kurz vor der Urlaubssaison von den Angehörigen mit einer nur fraglich wirkenden Indikation in eine Klinik „abgeschoben" würde, relativiert sich angesichts des Faktums, daß viele Angehörige oft jahrelang ganz selbstverständlich auf einen eigenen Urlaub verzichten, da sie keine Entlastung bei der Dauerbetreuung der Erkrankten erhielten.

Die Schaffung von Arbeitsplätzen für psychisch Kranke wurde ebenfalls als sehr wichtig erachtet und von 70,9 % der Befragten gefordert; dabei befürworteten 43,6 % die Bereitstellung von Probearbeitsplätzen. Einrichtungen zur Tagesstrukturierung wurden von 59,2 % vermißt.

Besonders nachdenklich stimmen muß die Klage von 65,9 % bzw. 60,3 % der Angehörigen, daß sie sich mehr Information sowohl zum Umgang mit den Erkrankten als auch über die Erkrankung selbst wünschten. 43,8 % beklagten hierbei, daß ihr Wissen über den Krankheitsverlauf von den Therapeuten zu wenig berücksichtigt werde. Dieser Punkt dürfte eng zusammenhängen mit dem Vorwurf von 27,3 % der Untersuchten, daß die Patienten zu früh entlassen würden und daß 30,3 % von den Professionellen für den Ausbruch der Erkrankung direkt verantwortlich gemacht worden seien (Angermeyer et al. 1997).

Tab. 2: Entlastungswünsche und Abhilfevorschläge von Angehörigen

Fragebogengestützte Untersuchung bei 557 Angehörigen in Deutschland	
Genereller Entlastungswunsch	57 %
Urlaub für Angehörige	26 %
Urlaub für Patienten	22 %
Unterbringungsmöglichkeiten für Patienten während des Urlaubs	16 %
Arbeitsplätze für psychisch Kranke	71 %
Einrichtungen zur Tagesstrukturierung	59 %
(modifiziert nach Angermeyer et al. 1997)	
Fragebogengestützte Untersuchung bei 262 Angehörigen in Österreich	
Regelmäßige Medikamenteneinnahme der Patienten	77 %
Einzelpsychotherapie für die Patienten	71 %
Mehr Information über Umgangshilfen	66 %
Mehr Information über Krankheit des Patienten	60 %
(modifiziert nach Katschnig et al. 1997)	

3. EE-Konzept und psychoedukative Interventionsstudien

Bei der metaanalytischen Auswertung von 38 psychoedukativen Interventionsstudien mit insgesamt 1340 Patienten (Pitschel-Walz und Engel 1997) konnte eine 20 %ge Reduktion der Rezidivraten gefunden werden, wenn die Angehörigen in die Behandlung der schizophrenen Patienten miteinbezogen wurden. Die Überlegenheit der Angehörigenmaßnahmen im Vergleich zur Standardtherapie war besonders dann am größten, wenn die Angehörigen-Intervention länger als drei Monate dauerte. Gesicherte Effekte ließen sich objektivieren hinsichtlich Verbesserung der Rezidivraten, Reduktion von Streß und Belastung,

Abnahme des HEE-Verhaltens, Zunahme von krankheitsbezogenem Wissen, der Verbesserung von Compliance, sozialer Adaption und Lebensqualität sowie einer Einsparung von Kosten (Tab. 3).

Tab. 3: Effekte von psychoedukativen Familieninterventionen (nach Pitschel-Walz und Engel 1997)

- Reduktion der Rezidivrate
- Rückgang von Streß und Belastung
- Abnahme des HEE-Verhaltens
- Verbesserung des familiären Klimas
- Wissenszuwachs
- Compliance-Verbesserung
- Bessere soziale Adaption
- Verbesserung der Lebensqualität
- Kostenreduktion

Dieser positive Effekt von Angehörigen-Interventionen auf den poststationären Krankheitsverlauf konnte seit mehr als zwei Jahrzehnten (Leff 1984, Falloon 1982, Goldstein 1996, Hogarty 1991, Hahlweg 1989, Buchkremer 1986) immer wieder repliziert werden. Entscheidende Impulse erhielten die Angehörigen-Interventionen – insbesondere im angloamerikanischen Raum – durch die Ergebnisse der EE-Forschung von Brown et al. (1962).

Bei unlängst nach Hause entlassenen postakuten schizophrenen Patienten lag das stationäre Wiederaufnahmerisiko in den ersten neun Monaten mit 51 % deutlich höher, sofern sie in eine Familie mit einem sogenannten „HEE-Klima" (erhöhte Kritik, feindselige Ablehnung und bevormundendes Verhalten) zurückkamen.

Umgekehrt lag die stationäre Wiederaufnahmerate bei nur etwa 13 %, wenn in der häuslichen Umgebung ein sog. „LEE-Klima" (L = low) ausgemacht werden konnte. Die Evaluierung des Familienklimas erfolgte mit dem CFI (Camberwell Family Interview), einem ca. 2 ½ stündigen Untersuchungsgespräch mit der Kernfamilie über die Situation des Patienten ohne Beisein des Erkrankten. Diese Befunde konnten in zahlreichen Replikationsstudien als interkulturell stabil bestätigt werden (Bebbington 1994).

Nachdrücklich wird hierbei betont, daß die unterschiedlichen Reaktionsstile der Familien nicht durch eine spezifische Psychopathologie der Patienten im Sinne einer Reaktionshypothese (Klingberg und Buchkremer 1997) erklärt werden könnten. Das Angehörigenverhalten wurde als eine vom Krankheitsprozeß der Patienten unabhängige Variable isoliert, so daß Vaughn bereits 1989 zusammenfassend resümierte, das unterschiedliche EE-Niveau sei Zeichen eines individuell verschiedenen Verhaltensmusters der Familien auf vergleichbare Stimuli durch die Patienten. Das heißt, divergente Toleranz und Akzeptanz von Angehörigen auf ein uniformes Störungsprofil seitens der Patienten (Vaughn 1989). Auch wenn damit keine explizite Schuldzuweisung an die Adresse der Angehörigen beabsichtigt war, wurde dies von vielen Familien aber so aufgefaßt (Schmitz-Moormann 1994).

Dies umso mehr, als viele chronisch Kranke im Zuge der Enthospitalisierungsbestrebungen seit Beginn der 70er Jahre in die Gemeinden reintegriert werden sollten, ohne daß dies in erhofftem Ausmaße zu bewerkstelligen war. Viele dieser Patienten waren nicht in der Lage – trotz der parallel hierzu errichteten komplementären Einrichtungen – ein unabhängiges und selbständiges Leben zu führen. Der Wiederaufnahme in den stationären Langzeitbereich zogen viele Patienten die Rückkehr in die eigene Familie vor. Und viele Angehörige empfanden es als kränkend und demütigend, daß sie die Umorganisation ihres eigenen Lebensbereiches unter Inkaufnahme von Verzichten und Einschränkungen zugunsten der Aufnahme des erkrankten Familienmitgliedes von der Fachwelt mit eher abwertenden und schuldzuweisenden Kommentaren quittiert bekamen (Probst 1992).

Eine Relativierung der Feststellung, daß das kritische und feindselige Verhalten der Angehörigen völlig unabhängig vom psychopathologischen Befund der Patienten sei, erfolgte nicht zuletzt durch die Untersuchungen von Stark und Buchkremer (1992). Sie konnten beobachten, daß Therapeuten ein sehr Angehörigen-analoges Verhalten erkennen ließen, sofern man das während der Psychotherapie-Gespräche zutagetretende Kommunikationsmuster gemäß den EE-Kriterien bewertete. Das heißt, auch professionelle Helfer scheinen gerade mit jenen Patienten größere Probleme hinsichtlich der Aufrechterhaltung einer therapeutischen Gesprächsatmosphäre zu haben, in deren Familien ein HEE-Klima auszumachen war.

Im gleichen Sinne können die Befunde von Watzl (1993) interpretiert werden. Er konnte bei 65 untersuchten Familien auch herausarbeiten, daß Patienten aus HEE-Familien im Vergleich zu LEE-Familien eine deutlich höhere Wiederaufnahmerate innerhalb von 12 Monaten hatten (54 % vs. 30 %). Interessanterweise war aber in der HEE-Gruppe die Rehospitalisierungsrate mit 74 % bei den Patienten, die außerhalb ihrer Familien wohnten, deutlich höher als bei jenen, die in ihrer Ursprungsfamilie untergebracht waren; bei letzteren lag die Vergleichsquote an stationären Wiederaufnahmen bei 44 %. Diese Zahlen deuten darauf hin, daß dem HEE-Verhalten der Angehörigen auch eine protektive Funktion zuzukommen scheint und nicht nur eine Rezidiv-verursachende, wie ursprünglich angenommen.

Dieser Gesichtspunkt wird auch von Schulze-Mönking (1993) betont; seinen Untersuchungen zufolge ist das HEE-Muster einer Familie zunächst als adäquate Reaktion auf die nichtverstehbaren, krankheitsbedingten Verhaltensauffälligkeiten des erkrankten Angehörigen zu betrachten. Erst wenn dieses Reaktionsmuster gewissermaßen als Zeichen eines erhöhten Arousals über einen Zeitraum von mehr als 4-5 Jahren persistiert, wenn die Familie es also nicht schafft, gelassener und weniger hektisch auf die morbogenen Verhaltensdefizite des Erkrankten zu reagieren – wenn sie also nichts „dazulernen" – erhält dieses Reaktionsmuster eine gewisse Rückfallrelevanz. Und umgekehrt, wenn Angehörige angesichts eines schweren chronischen Krankheitsverlaufes ein LEE-Muster mit deutlich resignativem Unterton erkennen lassen, so beträgt die stationäre Wiederaufnahmerate sogar 100 %.

Diese Teilrehabilitierung der Angehörigen, daß deren HEE-Verhaltensmuster sowohl als Äquivalent einer engagierten Unterstützungsbereitschaft als auch als Folge eines besonders schwierigen Erkrankungsbildes der Index-Patienten betrachtet werden muß, bekam weiteren Auftrieb durch eine neue Untersuchung aus Los Angelos. Bei 45 ersterkrankten schizophrenen Patienten mit einem Durchschnittsalter von 23 Jahren wurde in den ersten 4-5 Wochen nach Entlassung der EE-Status in deren Familien gemäß dem CFI erhoben. Gleichzeitig wurden je zwei 10-minütige Kommunikationssequenzen zwischen den Patienten und deren Angehörigen, video-gestützt anhand der BSRS (Behavioural Subclinical Rating Scale) ausgewertet, um non-verbale bzw. paraverbale subklinische Symptome bei den Patienten besser zu registrieren, die mit den üblichen psychopathologischen Meßinstrumenten wie PANSS oder BPRS nicht ausreichend erfaßt werden können.

Die Rater, die das Patientenverhalten einzuschätzen hatten, waren über den EE-Status der korrespondierenden Angehörigen nicht informiert. Die BSRS besteht aus 10 Subkategorien, die bei der Auswertung zu 3 Faktoren zusammengefaßt wurden, nämlich: „Anxious, agitated", „hostile, unusual behaviour" und „depressed, withdrawn". Wie Tab. 4 verdeutlicht, unterschieden sich die beiden Patientenpopulationen signifikant in zwei der drei Kategorien. Während die Patienten aus LEE-Familien mit einem Wert von 3,7 als ausgesprochen „ängstlich und agitiert" beurteilt wurden, erhielten die Patienten aus HEE-Familien eine Meßziffer von -2,1, waren also in dieser Hinsicht überhaupt nicht auffällig. Bezogen auf das Kriterium „feindselig, aggressiv" ergab sich allerdings ein konträres Bild. Dieser Faktor war bei den Patienten aus HEE-Familien mit 5,4 deutlich höher als bei den Patienten aus LEE-Familien, die einen Wert von 1,3 erzielten. Hinsichtlich „Depressivität und Rückzugsverhalten" wurden die HEE-korrelierten Patienten mit 7,3 zwar etwas stärker belastet erlebt als die LEE-assoziierten Patienten mit 6,0, ohne daß dieser Unterschied jedoch statistische Signifikanz erreicht hätte (Woo et al. 1997).

Tabelle 4: EE-Status der Angehörigen und non-verbale, subklinische psychopathologische Symptome der Patienten (S.M. Woo, M.J. Goldstein, K.H. Nuechterlein 1997)

Patienten (n = 45)	Angehörige (n = 45) HEE (n = 33)	LEE (n = 12)	
ängstlich, agitiert* (anxious, agitated)	- 2,1	3,7	p = 0,03
feindselig, mißtrauisch* (hostile, unusual behaviour)	5,4	1,3	p = 0,008
depressiv, zurückgezogen (depressive, withdrawn)	7,3	6,0	n.s.

*BSRS (Behavioural subclinical rating system)
Gezielte Erfassung von nonverbalen und paralinguistischen Verhaltensauffälligkeiten, die mit den üblichen Meßinstrumenten wie BPRS oder PANSS in der Regel nicht entsprechend abgebildet werden.

Mit dieser Studie konnte erstmals gezeigt werden, daß das EE-Niveau der Angehörigen nicht völlig unabhängig von psychopathologischen Besonderheiten der Index-Patienten betrachtet werden darf. Aus den Befunden von Woo et al. läßt sich ablesen, daß das kritischere und feindlichere Kommunikationsmuster von HEE-Angehörigen auch Folge des latent aggressiven und provozierenden Ausdrucksverhaltens der Patienten ist. Und umgekehrt werden durch ängstlich-unsichere Äußerungen eher Beschützerinstinkte geweckt, so daß das Angehörigenverhalten als „LEE" imponiert.

Selbstverständlich muß bedacht werden, daß diese latente und nur subklinisch manifest werdende Gereiztheit der Patienten eine spezifische Reaktionsform auf das schon immer bestehende HEE-Benehmen der Angehörigen darstellen könnte. Hierfür gibt es zwar bisher keinen Anhalt, ein wechselseitiges Bedingungsgefüge im Sinne einer „multikonditionalen Hypothese" (Buchkremer 1988) muß aber dennoch diskutiert werden.

Die Kausalitätsfrage, welche Faktoren letztendlich für das Zustandekommen des EE-Phänomens verantwortlich zu machen sind, besitzt nicht nur akademischen Charakter. Zum einen wurden bisher viele Angehörigen-zentrierte Behandlungsmaßnahmen in erster Linie auf jene Familien zugeschnitten, die – als HEE-klassifiziert – besonders rückfallrelevant zu sein schienen; eine Verbesserung und Intensivierung der vielleicht bisher nur als suboptimal zu bezeichnenden Behandlung der Patienten wurde hingegen kaum in Erwägung gezogen. Und zum zweiten birgt die asymmetrische Attribution des HEE-Geschehens zu Ungunsten der Angehörigen die Gefahr, diesen – wenn auch nicht allein – so doch die Hauptverantwortung für den ungünstigen Krankheitsverlauf der zugehörigen Indexpatienten anzulasten.

Die Ergebnisse der EE-Forschung sollen damit in keinster Weise geschmälert werden! Es bleibt ein unbestrittenes Verdienst dieses Forschungsansatzes, daß die Bedeutung des innerfamiliären Kommunikationsmusters nachhaltig in den Blickpunkt des wissenschaftlichen Interesses gerückt wurde (Kraemer 1998). Allerdings muß künftig bei der Interpretation von EE-zentrierten Interventionsstudien stärker berücksichtigt werden, daß Patienten mit einer erhöhten Rezidivneigung zwar aus Familien kommen, die vermehrte Auffälligkeiten im Sinne des EE-Verhaltens zeigen; diese Verhaltensauffälligkeiten bei den Angehörigen dürften jedoch in sehr enger Korrelation mit spezifischen Eigenheiten der Index-Patienten stehen. Dieser Befund unterstreicht die Notwendigkeit eines bifokalen psychoedukativen Ansatzes ganz besonders!

4. Einfluß der Angehörigen auf Ausbruch und Verlauf schizophrener Psychosen

Was macht die Interaktion zwischen Angehörigen und Professionellen so konfliktträchtig? Warum erleben sich Angehörige von den therapeutisch Tätigen oftmals abgelehnt, arrogant behandelt oder übergangen? Warum entwickeln Professionelle häufig eine intuitive Zurückhaltung gegenüber den Angehörigen der von ihnen betreuten schizophrenen Patienten und legen geradezu Beschützerinstinkte an den Tag, wenn es darum geht, engagiert auftretende Eltern von den erkrankten Kindern fernzuhalten?

Trotz dieser provokativ wirkenden Fragen besteht kein Zweifel daran, daß die Hypothese der „schizophrenogenen Mutter“ empirisch nicht zu belegen ist. Dennoch gibt es Parallelen zwischen den Ergebnissen der EE-Forschung und dem alltäglichen klinischen Eindruck, daß bei schwierigen Krankheitsverläufen nicht selten auch ein ins Auge springendes Verhalten der Angehörigen zu beobachten ist (Bebbington 1994). Angesichts dieser negativ getönten Sichtweise der

Rolle von Familienangehörigen gewinnen die Forschungsergebnisse von Watzl (1993) und Schulze-Mönking (1993) umso mehr an Gewicht. Beide konnten überzeugend nachweisen, daß das HEE-Verhalten der Angehörigen sehr wohl eine Reihe wirksamer und protektiver Faktoren enthält. Das heißt, engagierte, am weiteren Verlauf der Patienten sehr interessierte und anteilnehmende Angehörige können einen ganz wesentlichen Beitrag leisten, daß die Patienten ihre Krankheit erfolgreich bewältigen. Hierbei kann eine gewisse Wechselwirkung zwischen der Schwere der Erkrankung und dem sog. HEE-Verhalten beobachtet werden. Bei schwierigen Krankheitsverläufen geraten Angehörige sehr viel leichter in Gefahr, überzureagieren und dadurch als überengagiert, kritisch und feindselig zu imponieren, als wenn sich ein Patient rasch erholt und ohne Unterstützung von außen wieder seine eigenen Wege gehen kann.

Professionelle Helfer, die sich dieser aus dem episodischen Verlauf der schizophrenen Erkrankungen ergebenden Zuspitzung von Konflikten mit Angehörigen nicht bewußt sind, geraten immer wieder in Gefahr, auf diese Situation mit Resignation und Aus-dem-Felde-gehen zu reagieren. Teilweise kommt es dann zu untherapeutischen Gegenreaktionen mit Belehrung, Zurechtweisung und Kritik. Daraus resultierende Zwangsprozesse sind wenig hilfreich. Umgekehrt kann durch verständnisvolles, strukturierendes und non-konfrontatives Verhalten der Therapeuten ein sehr wesentlicher Beitrag geleistet werden, das hinter diesem Verhalten verborgene protektive Potential der Angehörigen freizulegen und zu nutzen.

4.1 Befragung von Angehörigen und Professionellen zum Einfluß der Angehörigen auf Ausbruch und Verlauf

Um abschätzen zu können, ob es unterschiedliche Meinungsprofile hinsichtlich des Einflusses der Angehörigen auf den Ausbruch und Verlauf von schizophrenen Erkrankungen gibt, wurde das Urteil von Angehörigen und Professionellen vergleichend gegenübergestellt. Die hier dargestellten Befunde resultieren zum einen aus der Befragung von Angehörigen (n = 69), die Vorträge des Autors über Angehörigen-spezifische Themen besucht hatten.

Die Teilnehmer wurden gebeten, auf einer visuellen Analog-Skala, die von 0 („überhaupt nicht") bis 100 („sehr stark") reichte, anzukreuzen, wie stark sie ihren Einfluß auf den Ausbruch und weiteren Verlauf ihres Index-Patienten einschätzten.

Das Meinungsprofil der professionell Tätigen (n = 139) resultiert aus einer Umfrage unter Workshop-Teilnehmern, die an Seminarveranstaltungen der Autoren (Bäuml, Pitschel-Walz) in den Jahren 96 und 97 teilgenommen hatten.

Die Angehörigen rekrutierten sich in erster Linie aus Eltern, etwa doppelt so viele Frauen wie Männer, das Durchschnittsalter betrug 50 Jahre. Unter den psychiatrisch Tätigen befanden sich 94 Ärzte, 18 Psychologen und 27 Pflegekräfte sowie einige Vertreter aus benachbarten Berufsgruppen, die fast alle in psychiatrischen Kliniken arbeiteten.

Bei dieser Auswertung handelt es sich um die vorläufige Darstellung von ersten Ergebnissen, eine ausführliche Publikation hierüber befindet sich in Vorbereitung (Bäuml, Pitschel-Walz 1998 a). Zunächst interessierte die Frage, welcher Einfluß den Angehörigen global sowohl auf den Ausbruch als auch auf den späteren Verlauf einer schizophrenen Psychose beigemessen wird. Hierzu gibt es zwar keine allgemeingültigen Werte, aber ein Prozentsatz von 20-30 % beim Ausbruch und etwa 60-70 % bezüglich des weiteren Verlaufs dürfte dem Gros der meisten Patienten gerecht werden.

Die Angehörigen selbst waren der Meinung, daß sie in ihrem speziellen Fall einen Einflußquotient von ca. 37 % beim Ausbruch und etwa 57 % bezüglich des weiteren Verlaufs besäßen. Die Professionellen insgesamt maßen den Angehörigen bezüglich des Verlaufs mit 64 % etwas mehr Gewicht bei, bezüglich des Einflusses auf den Ausbruch lagen sie mit 51 % aber deutlich über dem Wert der Angehörigen. Eine Aufschlüsselung der einzelnen Berufsgruppen zeigt, daß hinsichtlich des Verlaufs keine nennenswerten Unterschiede festzustellen sind. Hinsichtlich des Ausbruchs gab es aber ganz erhebliche Abweichungen; während die Ärzte und Psychologen mit 47 % bzw. 52 % schon deutlich über dem Selbsteinschätzungswert der Angehörigen lagen, gingen die Pflegekräfte mit 65 % von einem fast doppelt so hohen Einflußfaktor aus wie die Angehörigen selbst (siehe Tab. 5).

Tabelle 5: Einfluß der Angehörigen auf den Ausbruch und Verlauf von schizophrenen Erkrankungen – Einschätzung von Angehörigen und Professionellen

	Einfluß der Angehörigen bei schizophrenen Psychosen in % auf	
	Ausbruch der Erkrankung	Verlauf der Erkrankung
Angehörige (n = 69)	37 %	57 %
Professionelle (n = 139)	51 %	64 %
Ärzte (n = 94)	47 %	63 %
Psychologen (n = 18)	52 %	66 %
Pflegekräfte (n = 27)	65 %	68 %

Einschätzung per visueller Analogskala mit den Extrempolen 0 („gar kein Einfluß") und 100 („sehr starker Einfluß"). Befragung von Angehörigen und Professionellen, die an Workshops über Psychoedukation in den Jahren 1996/97 teilgenommen hatten.

Bei einer weiteren Analyse der Ergebnisse zeigt sich, daß in der Beurteilung des Einflusses auf den Ausbruch einer Psychose v. a. das Lebensalter und die berufliche Erfahrung eine wesentliche Rolle zu spielen scheinen. Während die unter 35jährigen den Anteil der Angehörigen am Ausbruch einer Psychose mit 55 % einschätzten, lag diese Quote bei den über 35jährigen nur noch bei 48 %. Hinsichtlich der Verlaufseinschätzung gab es mit 66 % bzw. 64 % keinen Unterschied.

Ein ganz ähnlicher Trend zeigte sich bei der beruflichen Vorerfahrung. Berufsneulinge votierten beim Ausbruch mit 57 % deutlich höher als jene therapeutisch Tätigen, die über eine mindestens 2jährige berufliche Erfahrung verfügten; deren Wert lag bei 49 %. Die Erfahreneren schätzten auch den Einfluß auf den Verlauf mit 63 % deutlich geringer ein als die Neulinge mit 70 % (Tab. 6).

Tabelle 6: Einfluß der Angehörigen auf Ausbruch und Verlauf von schizophrenen Psychosen. Einschätzung von Professionellen in Abhängigkeit von Alter und Berufserfahrung

	Einfluß der Angehörigen bei schizophrenen Psychosen in % auf	
	Ausbruch der Erkrankung	Verlauf der Erkrankung
Lebensalter		
<35 Jahre (n = 68)	55 %	66 %
>35 Jahre (n = 93/92)	48 %	64 %
Berufserfahrung		
<2 Jahre (n = 17)	57 %	70 %
>2 Jahre (n = 128)	49 %	63 %

Einschätzung per visueller Analogskala mit den Extrempolen 0 („gar kein Einfluß") und 100 („sehr starker Einfluß"). Befragung von Professionellen, die an Workshops über Psychoedukation in den Jahren 1996/97 teilgenommen hatten.

Von besonderem Interesse war in diesem Zusammenhang die Frage, ob Vorerfahrungen der Professionellen mit psychoedukativen Gruppen das Antwortverhalten beeinflussen. Ein Drittel (52 von 155) der befragten Teilnehmer gaben an, derartige Gruppen aus eigener Praxis zu kennen.

Bezogen auf den Verursachungsaspekt zeigte sich hierbei kein Einfluß. Die Rolle der Angehörigen auf den Ausbruch wurde von den Gruppenerfahrenen mit 53 % und von den Therapeuten ohne spezielle Gruppenkenntnisse nahezu identisch mit 50 % angegeben. Bei der Frage, wie hoch das Rückfallrisiko von schizophrenen Patienten im ersten Jahr nach der Entlassung ohne neuroleptische Rückfallschutzbehandlung einzuschätzen sei, gaben die Vorerfahrenen mit 73 % nahezu exakt den aus der Literatur bekannten Wert von 74 % an (Kissling 1991). Die Therapeuten ohne spezifische Gruppenpraxis bezifferten diesen Wert mit 66 % signifikant niedriger (siehe Tab. 7).

Tabelle 7: Einstellungen von psychiatrisch Tätigen in Abhängigkeit von Vorerfahrungen mit psychoedukativen Gruppen

	Vorerfahrung mit psychoedukativen Gruppen	
	JA (n = 52)	NEIN (n = 103)
„ Wie hoch schätzen Sie den Einfluß von Angehörigen auf den Ausbruch einer schizophrenen Psychose ein ?"	53 %	50 % n.s.
„Wie hoch schätzen Sie das Wiederaufnahmerisiko innerhalb des ersten Jahres nach Entlassung **ohne** Neuroleptika ein ?"	73 %	66 % p = 0,011

Einschätzung per visueller Analogskala mit den Extrempolen 0 („gar kein Einfluß") und 100 („sehr starker Einfluß"). Befragung von Professionellen, die an Workshops über Psychoedukation in den Jahren 1996/97 teilgenommen hatten.

Das könnte heißen, daß durch die Gruppenteilnahme ein Zuwachs an Erfahrungswissen erfolgt und spezifischere Kenntnisse über die Behandlung etc. anwachsen. Daß aber Einstellungsfragen wie der „Schuldanteil" der Angehörigen davon kurzfristig weniger berührt werden und tendenziell hierbei sogar eine höhere Verursachungsquote bei den Gruppenerfahrenen zu beobachten war.

Um abschätzen zu können, inwiefern Einstellungsaspekte hinsichtlich der Effizienz einer neuroleptischen Behandlung und Verursachungsattribuierung korrelieren, wurden die professionellen Helfer generell in zwei Gruppen unterteilt. Als Unterscheidungskriterium galt das Antwortverhalten auf die Frage nach dem Rückfallrisiko innerhalb des ersten Jahres nach Entlassung unter neuroleptischer Behandlung; ein Wert < 30 % (Kissling 1991) entspricht den aktuellen Literaturdaten.

Aus den Angaben der Teilnehmer, die das Rückfallrisiko unter neuroleptischer Therapie > 30 % einschätzten (99 von 156), errechnete sich ein Verursachungsquotient von 53 %; in der anderen Gruppe lag diese Quote bei 47 %.

Das könnte heißen, daß Therapeuten, die eine eher skeptische Haltung gegenüber somatischen Behandlungsverfahren besitzen und trotz der gesicherten Effizienz einer neuroleptischen Rezidivprophylaxe deren Wirksamkeit eher unterschätzen, dazu neigen, psychologischen Faktoren im Erkrankungs- und Behandlungsverlauf mehr Gewicht beizumessen, was sich dann auch in einer höheren

Ursachengewichtung des Angehörigenverhaltens beim Krankheitsausbruch manifestiert; diese Differenz ist auf dem 5 %-Niveau gerade noch signifikant (p = 0,05).

Selbstverständlich wird jeder verantwortungsvoll handelnde Therapeut im konkreten Umgang mit Angehörigen sehr wohl abzuschätzen wissen, welcher Umgangsstil welchen Angehörigen zu welchem Zeitpunkt am ehesten gerecht wird.

Die selbstkritische und sorgfältige Inventarisierung des eigenen Krankheitskonzepts und damit auch das regelmäßige Überdenken der Stellenwertzuschreibung der Angehörigen im Ursachengefüge einer schizophrenen Erkrankung sind deshalb dringend erforderlich, um nicht durch unreflektierte und unbewußte Ressentiments eine untherapeutische Haltung zu entwickeln, die den ohnehin verunsicherten und belasteten Angehörigen das Leben zusätzlich erschwert.

4.2 Befragung von Patienten und Angehörigen hinsichtlich ihrer Erwartungen an psychoedukative Gruppen

Wie wichtig die genaue Erfassung der Gesprächserwartung von Angehörigen an die Therapeuten ist, zeigt ein Untersuchungsergebnis aus der Münchner PIP-Studie (Bäuml, Pitschel-Walz, Kissling, 1988). Dort wurden die Angehörigen gefragt, welche Erwartungen sie an die in Aussicht gestellten Gesprächsgruppen für Angehörige hätten. Wie Tab. 8 zeigt, gibt es eine große Übereinstimmung zwischen Angehörigen und Professionellen, daß Informationsaspekte über Rückfallverhütungsmaßnahmen, die Ursachen der Erkrankung, über medikamentöse Behandlungsmöglichkeiten und praktische Anleitung zum konkreten Verhalten einen sehr hohen Stellenwert einnehmen sollen. Lediglich der Bereich „psychotherapeutische Behandlungsmöglichkeiten“ wird in seiner Wichtigkeit von professioneller Seite her unterschätzt (68 % vs. 90 %).

Auch der Aspekt „Informationen über soziale Unterstützungsmaßnahmen“ wird von beiden Seiten als sehr wesentlich eingeschätzt (74 % bei den Angehörigen, 84 % bei den Professionellen).

Deutlichere Diskrepanzen gibt es jedoch bei den psychokathartischen Gesprächserwartungen. Die vier angeführten Items „Mit anderen Betroffenen über die Erkrankung sprechen können, Sich den eigenen Kummer von der Seele reden können, Erfahrungsaustausch und Kontakte mit anderen Betroffenen zur Linderung der eigenen Abkapselung“ wurden von den Professionellen jeweils mit 95 %, 84 %, 88 % und 86 % als bedeutend eingeschätzt, bei den Angehörigen selbst wurden diese Vorgaben jedoch nur von 65 %, 56 %, 55 % und 42 % benannt. Das heißt, daß die von Leiterseite als sehr wesentlich erscheinenden psychotherapeutischen Momente von den Angehörigen selbst eher weniger gewichtig angesehen werden. Hierzu muß jedoch ausgeführt werden, daß diese Befragung bei den Angehörigen noch vor der geplanten Gruppenintervention stattfand. Bei einer späteren Befragung, nachdem die Angehörigen an den psychoedukativen Gruppen teilgenommen hatten, stiegen letztere Aspekte deutlich hinsichtlich ihrer Wertschätzung an, erreichten aber nicht das hohe Niveau, das Informationsaspekte sowohl in der Prä- wie auch in der Postbefragung erhielten.

Tabelle 8: Erwartungen an Angehörigengruppen: Vergleich von Angehörigen (Münchner PIP-Studie) mit professionell Tätigen in der Psychiatrie

	Angehörige (n = 127)	**Professionelle** (n = 179)
Informationen über Rückfallverhütungsmaßnahmen erhalten	98 %	93 %
Information über die Ursachen der Erkrankung erhalten	95 %	92 %
Informationen erhalten über psychotherapeutische Behandlungsmöglichkeiten	90 %	68 %
Informationen über medikamentöse Behandlungsmöglichkeiten erhalten	89 %	85 %
Praktische Anleitung erhalten, wie man sich dem Erkrankten gegenüber verhalten soll	89 %	94 %
Informationen erhalten über soziale Unterstützungsmaßnahmen (Berentung, Rehabilitationseinrichtungen, therapeutische WG etc.)	74 %	84 %
Mit anderen Betroffenen über die Erkrankung sprechen können	65 %	95 %
Sich den eigenen Kummer von der Seele reden können	56 %	84 %
Die Erfahrung machen, daß andere ähnliche Schwierigkeiten haben	55 %	88 %
Durch Kontakte mit anderen Betroffenen aus der eigenen Abkapselung herauskommen	42 %	86 %

Die Angehörigen wurden im Rahmen der Münchner PIP-Studie (Bäuml et al. 1997) per Selbsteinschätzungsbögen nach ihren Erwartungen gefragt. Die Einschätzungen der professionellen Helfer (Ärzte, Psychologen, Sozialarbeiter, Pflegekräfte) wurden von Teilnehmern erhoben, die an Workshops über psychoedukative Interventionen (Leitung: Bäuml, Pitschel-Walz) in den Jahren 95 und 96 teilgenommen haben.

Dieser Sachverhalt unterstreicht, daß das Gros der Angehörigen – nicht vorgescreent hinsichtlich deren Interesse an Gruppen – aufgrund von mangelnden Vorerfahrungen mit psychotherapeutischen Behandlungsmaßnahmen für sich selbst eher skeptisch zu sein scheint. Hinterher, nachdem sie über konkrete Gruppenerfahrungen verfügten, kam es zu einem deutlichen Wertschätzungszuwachs dieser mehr psychotherapeutisch ausgerichteten Vorgehensweisen.

Dieser Befund unterstreicht zum einen die Wichtigkeit von konkreten Informationen für die Angehörigen; zum zweiten wird auch deutlich, daß Angehörige nicht überfordert werden dürfen durch zu stringent psychologisch ausgerichtete Gruppenangebote. Insbesondere muß penibel darauf geachtet werden, daß bei der Bearbeitung der Schuldthematik nicht längst überholte und von unwissenschaftlicher Vereinfachung zeugende Klischees wie die „Double-bind-Theorie“ oder das Konzept der „schizophrenogenen Mutter“ reaktiviert werden.

5. Maßnahmen zur Implementierung psychoedukativer Gruppen in die Routine-Therapie

In den meisten Kliniken ist die Durchführung psychoedukativer Gruppen nach wie vor vom persönlichen Engagement einzelner Mitarbeiter abhängig. Meistens müssen diese abends oder am Wochenende stattfindenden Angehörigengruppen während der Freizeit abgewickelt werden ohne Anspruch auf Entgelt oder anderweitige Dienstvergütung. Auch wenn das Zustandekommen derartiger Gruppen für engagierte Therapeuten nicht in erster Linie eine Frage der Bezahlung sein darf, kann auf Dauer nicht erwartet werden, daß sich ein regelmäßiges Gruppenangebot etabliert, wenn die Motivation der Mitarbeiter nicht durch arbeitszeitmäßige oder forschungszentrierte Impulse stabilisiert wird.

Von den Angehörigenverbänden wird die Pflicht der Kliniken zur Durchführung von Angehörigengruppen immer wieder angemahnt, zumal der hierfür benötigte Mehrbedarf an Pflegekräften bereits in der Psych-PV berücksichtigt worden ist (Maß 1996).

Um psychoedukative Gruppen aus ihrem bisherigen Schattendasein herauszuholen, muß zunächst ein Konsens mit der Klinikleitung über die Notwendigkeit derartiger Gruppen hergestellt werden. Um einen kompatiblen Zeitraum innerhalb der mit zahlreichen Aktivitäten belegten Wochenpläne zu finden, muß eine gut vorstrukturierte Gesamtklinikkonferenz einberufen werden. Vorerfahrene Kollegen, die bereits ein gewisses Know how bei der Durchführung von Patienten- und Angehörigengruppen besitzen, sollten zum Start einer Pilotgruppe, am besten zunächst mit Angehörigen, motiviert werden. Entsprechende Therapiemanuale und Durchführungshilfen liegen vor (zum Beispiel Angermeyer 1984,

Bäuml 1996, Hahlweg 1995, Kieserg/Hornung 1995, Schaub 1996 a, Stark 1992, Wienberg 1995 etc.).

Entsprechend dem multidimensionalen Behandlungskonzept sollten die psychoedukativen Gruppen als Kristallisationskern eines integrativen Gesamtbehandlungsplanes von möglichst vielen Berufsgruppen mitgetragen werden. Um die entsprechende fachliche Kompetenz hinsichtlich diagnostischer und therapeutischer Fragen zu garantieren, sollte die Leitung von Ärzten oder Psychologen eingenommen werden, als Co-Therapeuten kommen aber alle in der Klinik tätigen Berufsgruppen in Frage. Sozialpädagogen werden in erster Linie entsprechend sozialtherapeutisch ausgerichtete Themen übernehmen, die Einbeziehung des Pflegepersonals hat sich in der Vergangenheit vor allem bei Patientengruppen bewährt. Die Teilnahmetreue war dann am größten, wenn das Personal der entsprechenden Stationen an den Gruppen mitbeteiligt war.

Um den Bekanntheitsgrad zu fördern und sowohl Patienten wie Angehörige für diese Gruppen zu sensibilisieren, empfiehlt es sich, entsprechende Hinweisschilder gut sichtbar im Eingangsbereich der Klinik anzubringen. Damit wird auch unzweifelhaft dokumentiert, daß die Klinikleitung hinter diesem Behandlungskonzept steht und es sich nicht um den Alleingang von einzelnen Wenigen handelt. (Tabelle 9)

Tabelle 9: Rehospitalisierungsraten von Verum- und Kontrollpatienten

Patientengr. (4-8 Treffen)	Angehörigengr. (4-8 Treffen)	Rehospitalisierungsraten im 1. Jahr
+ + +	+ + +	14 %
+ +	+ +	21 % (17 von 81)
+	–	29 %
–	–	38 % (31 von 82)

(Die letzte Zeile – keine Gruppen für Patienten oder Angehörige – repräsentiert die Wiederaufnahmerate der Kontrollgruppe. Die übrigen drei Rehospitalisierungsraten beziehen sich auf drei Subgruppen der Verumpatienten, in Abhängigkeit von der Teilnahmehäufigkeit an Patienten- oder Angehörigengruppen.)

+ + + regelmäßige Gruppenteilnahme (4-8 mal) von Patienten und Angehörigen

+ + regelmäßige Gruppenteilnahme entweder von den Patienten oder den Angehörigen, unregelmäßige Teilnahme (1-3 mal) jeweils von den korrespondierenden Patienten und Angehörigen

\+ regelmäßige Teilnahme nur von den Patienten

– keine Gruppenteilnahme

Um die Einladung von Patienten und auch Angehörigen in diese Gruppen möglichst ökonomisch zu gestalten, sollte ein gewisser Einladungsautomatismus installiert werden. Prinzipiell empfiehlt sich die Einladung der Angehörigen über die Patienten selbst. Durch einen Aushang auf den Stationen können die Patienten darauf hingewiesen werden, daß es Angehörigengruppen gibt und daß es sich bewährt hat, die Angehörigen an diesen Gruppen teilnehmen zu lassen. Die Patienten können hierbei ermuntert werden, ihre Familienmitglieder für diese Gruppen zu motivieren. Damit wird zum einen dem Schweigepflichtproblem Rechnung getragen und zum zweiten wird der Einladungsvorgang zu einem aktiven Part der Patienten.

Um möglichst alle in Frage kommenden Patienten und Angehörigen zu erfassen, sollte bereits in den Aufnahmeunterlagen ein entsprechendes Formblatt beigelegt sein. Dadurch wird jeder behandelnde Arzt automatisch darauf hingewiesen, daß die Einbeziehung von Patienten mit einer schizophrenen Erkrankung und deren Angehörigen zur Routineversorgung zählt. Dieses Formblatt – versehen mit den üblichen Patientendaten wird den Patienten dann sobald als möglich vorgelegt mit der Bitte, ihr Einverständnis zu erteilen, daß die Angehörigen zu den geplanten Gruppen eingeladen werden dürfen. Sofern auch Patientengruppen angeboten werden, können die Patienten hierbei gleichzeitig um ihre Zustimmung zu diesen Gruppen gefragt werden.

Bei den Stationsvisiten sollte durch den zuständigen Oberarzt eine laufende Indikationsprüfung erfolgen, ab wann Patienten bzw. deren Angehörige in die Gruppen eingeladen werden.

Die Teilnahme sowohl der Patienten als auch der Angehörigen sollte die Regel sein, die Nichteinladung die Ausnahme! (Tab. 10).

Tabelle 10: Rehospitalisierung und Fragebogenrücklauf

Rehospitalisierungsrate in % im Einjahreszeitraum

Kompletter* Fragebogenrücklauf	Verumgruppe (n = 81)	Kontrollgruppe (n = 82)
Patienten (75 von 163)	24 %	21 %
Angehörige (53 von 163)	16 %	44 %

* Vollständige Datensätze zu allen 3 Meßzeitpunkten (prä, post, 1 Jahr nach Entlassung)

Um psychoedukative Gruppen zu einem dauerhaften Routineangebot in den Kliniken werden zu lassen, wird langfristig die Schaffung entsprechender Stellen für die Leiter von psychoedukativen Patienten- bzw. Angehörigengruppen erforderlich sein. Das heißt, abhängig von der Größe einer Klinik, sollte ein gewisses Stundenkontingent von Ärzten und Psychologen zur Durchführung von psychoedukativen Gruppen für Angehörige, die ja meist abends stattfinden, vorgesehen sein. Mit dieser Maßnahme wäre ein Freizeitausgleich oder eine anderweitige Honorierung des Engagements in der Angehörigenarbeit gesichert.

Damit die in den Kliniken initiierten Gruppen auch langfristig weitergeführt werden können und damit Boostersitzungen erfolgen können, müssen entsprechende Verankerungen auch bei niedergelassenen Nervenärzten oder Institutsambulanzen erfolgen. Hierbei ist an eine Abrechnungsziffer für die Ableistung von psychoedukativen Gruppen zu denken, die zumindest den Gegenwert einer entsprechend langen psychotherapeutischen Gruppensitzung haben sollte.

Um die in den Gruppen vermittelten Krankheitskonzepte kompatibel zu gestalten, muß dringend ein Konsens über diese Inhalte erfolgen. Nur dadurch kann gewährleistet werden, daß Patienten, die an verschiedenen psychoedukativen Gruppen teilnehmen, nicht durch sich widersprechende Informationen verunsichert und letztendlich demotiviert werden. Längerfristig bedeutet dies auch eine Qualitätssicherung der psychiatrischen Tätigkeit; auf vielen Teilbereichen – z. B. Dauer und Indikatikon einer neuroleptischen Rezidivprophylaxe (Kissling 1991) – gibt es bereits einige bemerkenswerte Initiativen.

6. Münchner PIP-Studie: Methodik und Konzeption

6.1 Methodik

Von 1990 bis 1993 wurde während der stationären Behandlung von schizophrenen Patienten eine psychoedukative Kurzzeitintervention durchgeführt. An dieser PIP-Studie (Psychosen-Informations-Projekt), einer vom Bundesministerium für Forschung und Technologie geförderten multizentrischen Untersuchung, waren drei Kliniken in München beteiligt: TU München, LMU München, BKH Haar bei München. Diese prospektive, randomisierte und bifokal ausgerichtete Interventionsstudie sollte evaluieren, inwiefern durch ein zeitlich sehr begrenztes und für die allgemeine Klinikroutine brauchbares Kurzzeitprogramm die stationäre Wiederaufnahmerate von schizophrenen Patienten positiv beeinflußt werden kann. Um einer späteren Generalisierbarkeit Vorschub zu leisten, wurde ein möglichst überschaubares Design mit geringem personellen, organisatorischen und zeitlichen Aufwand gewählt.

Bei der weiteren Beschreibung des bifokal ausgerichteten Studienkonzepts wird der Schwerpunkt auf die Angehörigengruppen gelegt, dennoch werden immer wieder Teilinformationen zum praktischen Vorgehen bei den Patientengruppen miteinfließen, sofern es aus Verständlichkeitsgründen für notwendig erachtet wird.

Das EE-Profil der Studienteilnehmer stellte ganz bewußt kein Indikationskriterium dar, denn es wurde davon ausgegangen, daß eine schizophrene Erkrankung prinzipiell für alle davon Betroffenen – Patienten wie Angehörige – eine immense Belastung darstellt und eine supportive, psychoedukativ ausgerichtete Kurzzeitintervention allen Familien zuteil werden sollte.

Alle Patienten mit einer psychotischen Symptomatik, die während des Rekrutierungszeitraumes von 1990 bis 1992 in den drei genannten Kliniken zur stationären Behandlung aufgenommen wurden, durchliefen den Screening-Prozeß. Die Altersspanne reichte von 18 bis 65 Jahren. Wesentliche Ausschlußkriterien waren eine unsichere Diagnose, schwerwiegende organische Begleiterkrankungen und ein ausgeprägtes Suchtleiden. Voraussetzung war ein mindestens einmal wöchentlich stattfindender Kurzkontakt zu einem Angehörigen. Desweiteren mußte die Indikation für eine mindestens einjährige neuroleptische Rezidivprophylaxe vorliegen. Die Patienten wurden zunächst gefragt, ob sie mit einer ein- bis zweijährigen Langzeitbetreuung in den Studienambulanzen unter Einbeziehung ihrer Angehörigen einverstanden seien. Nach schriftlicher Zustimmung erfolgte eine Blockrandomisierung; die Verumpatienten und ihre Angehörigen wurden umgehend in die jeweils getrennt stattfindenden Gruppen eingeladen. Die Patienten und Angehörigen der Kontrollgruppe erhielten die übliche Routine-Behandlung ohne spezielles Gruppenangebot.

Der Krankheitsverlauf im Ein- und Zweijahreszeitraum mit allen wesentlichen Parametern wurde lückenlos dokumentiert. Dabei wurden zahlreiche Fremd- und Selbstratingbögen eingesetzt, das spezielle Augenmerk galt dabei der Compliance, psychotischen Rezidiven und erforderlich werdenden Rehospitalisierungen, der Qualität der Angehörigenkontakte, der sozialen Adaption, der Verträglichkeit der Medikation und der allgemeinen Lebenszufriedenheit. Folgende Fremdrating-Skalen wurden eingesetzt: BPRS-Skala, AMDP-Skalen, EPS-Skala, AIMS-Skala, NEODOTES-Skala, spezielle Erfassungsbögen zur sozialen Adaption und zur allgemeinen Lebenszufriedenheit. Folgende Selbstrating-Bögen: Visuelle Analog-Skala zur Befindlichkeit und Zufriedenheit mit der Behandlung, Wissensfragebögen, FFB zur Erfassung des familiären Klimas, KEA und KEP (krankheitsbezogene Einstellungen für Patienten und Angehörige), subjektive Erfassung von Nebenwirkungen (CSNL), Feedback-Fragebögen zur Beurteilung der Gruppen für Patienten und Angehörige.

6.2 Organisation der Gruppen

Den Patienten wurde nach der Randomisierung ein Informationsblatt mit ausführlicher Beschreibung der psychoedukativen Gruppen ausgehändigt. Vom behandelnden Arzt wurden sie mündlich aufgeklärt und um ihre schriftliche Zustimmung gebeten, daß auch die Angehörigen zu den parallel stattfindenden Gruppen eingeladen werden durften; hiermit sollte vor allem den Aspekten der Schweigepflicht Genüge getan werden, zum anderen erhöht sich durch eine schriftliche Vereinbarung der Verbindlichkeitscharakter, an diesen Treffen regelmäßig teilzunehmen.

Die Gruppen wurden von Ärzten oder Psychologen geleitet, Sozialpädagogen und Pflegepersonal waren als Co-Therapeuten fest integriert. Co-Therapeuten kam insbesondere die Aufgabe zu, Patienten mit erheblichen Verhaltensauffälligkeiten im Bedarfsfall aus der Gruppe hinauszubegleiten und ihnen bei der Bewältigung dieser Unruhezustände beizustehen; diesem Vorgehen kam für die übrigen Teilnehmer Modellcharakter zu, wie mit schweren psychischen Beeinträchtigungen umgegangen werden kann.

Nach Zustimmung der Patienten erhielten deren Angehörige ebenfalls ein Informationsblatt über die Hintergründe der geplanten Gruppen und sie wurden unter Einholung ihrer Unterschrift gebeten, regelmäßig teilzunehmen. Unmittelbar nach ihrem Einverständnis wurden sie dann zu den 14-tägig stattfindenden Gruppen eingeladen.

Die Patientengruppen fanden während der stationären Behandlungsphase wöchentlich statt, zumeist vormittags; die abschließenden vier Sitzungen waren für die ambulante Betreuungsphase in vierwöchentlichem Abstand, meist in den Abendstunden, vorgesehen. Die Gruppendauer lag etwa bei 60-90 Minuten.

Die Angehörigentreffen fanden 14tägig statt, abends, Dauer 90-120 Minuten.

Bereits zu Beginn wurde sowohl in den Patienten- als auch in den Angehörigengruppen ein Terminplan mit den anwesenden Teilnehmern besprochen und die Folgetreffen bereits verbindlich festgelegt. Hierbei wurde auf individuelle Bedürfnisse der Einzelnen, soweit machbar, bewußt Rücksicht genommen, um eine möglichst große Teilnahmetreue zu erzielen.

Speziell geachtet wurde auf einen konstanten Gruppenraum mit ausreichender Bestückung an Medien wie Schreibtafel, Schaubilder etc. Die Patientengruppen fanden meist auf den geschlossenen Stationen statt, um auch akuter erkrankte Patienten problemlos integrieren zu können. Auf eine übersichtliche Ausschilderung des Gruppenraums für die Angehörigen wurde besonderer Wert gelegt.

Um eine stabile Gruppenkohäsion zu erleichtern, wurden nach Beginn eines Gesprächszyklus keine neuen Teilnehmer mehr aufgenommen.

6.3 Informationsvermittlung

Während der Vorbereitungsphase der Münchner PIP-Studie wurde in langjähriger intensiver Zusammenarbeit mit Patienten und Angehörigen ein schriftliches Informations-Manual erarbeitet, das möglichst laiengerecht und anschaulich die wichtigsten Informationen zur Erkrankung und den erforderlichen Behandlungsmaßnahmen vermittelt. Besonderer Wert wurde dabei auf die Aufbereitung der sog. „Missing links" gelegt, um die typischen Verständnishürden zu eliminieren, die häufig Anlaß für Mißverständnisse, Mißtrauen gegenüber den Professionellen, Behandlungsverweigerung und Non-Compliance sind. Dieses Manual wurde weiter überarbeitet und mittlerweile unter dem Titel „Psychosen aus dem schizophrenen Formenkreis, ein Ratgeber für Patienten und Angehörige" im Springer Verlag publiziert (Bäuml 1994). Die inhaltliche Gliederung in vier Themenschwerpunkte diente als Leitfaden für die Informationsvermittlung: Krankheitsbegriff/Symptomatik/Diagnostik; Ursachen; Akutbehandlung; Rückfallschutzbehandlung. Die aufeinander aufbauende Abfolge dieser Informationsblöcke dient der sukzessiven Erarbeitung eines gut nachvollziehbaren Krankheitsmodells; durch die kompromißbereite Suche nach dem kleinsten gemeinsamen Nenner innerhalb der Patienten- und Angehörigengruppen sollte ein für alle akzeptables Krankheitskonzept auf der Basis des Vulnerabilitäts-Streß-Modells entwickelt werden, aus dem sich ganz selbstverständlich die Notwendigkeit einer ausreichenden medikamentösen Rückfallschutzbehandlung ergibt mit fester Einbettung in eine begleitende psycho- und soziotherapeutische Behandlung. Damit dienen diese Gruppen als Ergänzung für die ohnehin stattfindenden Einzelgespräche; die während der individuellen Aufklärung oftmals generalisierbaren Fakten sollen dadurch zeitökonomischer und effizienter vermittelt werden. Trotz der vorhandenen Datenmenge hat sich die Fokussierung auf wichtige Kernfakten bewährt, eine Informationsüberflutung mit zu vielen Einzelheiten ist vor allem in den Patientengruppen kontraindiziert. Im Zentrum der Bemühungen stand der Versuch, eine gemeinsame Sprache über die Erkrankung zu finden und vor allem klarzumachen, daß pharmakotherapeutische Behandlungskonzepte bei seelischen Erkrankungen keinen Widerspruch darstellen müssen, sondern als wesentliche Voraussetzung für eine möglichst effiziente Bewältigung der Erkrankung anzusehen sind. Entscheidende Bedeutung kommt in diesem Zusammenhang der Offenheit und Transparenz der Gruppenleiter zu, daß sie vor allem die sensiblen Informationsinhalte zweiseitig präsentieren und die bekannten Gegenargumente und Vorurteile – insbesondere bei der Abhandlung von Spätdyskinesien etc. – ganz selbstverständlich zum Thema machen.

Es war das erklärte Ziel dieser informationszentrierten Gruppen, die Betroffenen sowie die Angehörigen in die Lage zu versetzen, von einer informierten Warte aus selbstkompetent an der Bewältigung ihrer Erkrankung mitzuwirken und somit die Objekt- zugunsten einer Subjektrolle zu tauschen.

6.4 Emotionale Entlastung

Während eines zeitlich eng begrenzten Kurzzeitprogramms von nur 8 Sitzungen bei einem meist sehr heterogenen Teilnehmerfeld sind spezifische psychotherapeutische Effekte nur bedingt realisierbar. Trotzdem kann bei der Vermittlung von schizophrenie-relevanten Fakten keinesfalls auf ein Mindestmaß an psychopädagogisch-psychotherapeutischem Basisverhalten verzichtet werden! In den Patientengruppen wurde eine sachlich orientierte, wohlwollend-supportive Leiterhaltung angestrebt auf dem Boden eines mehr kognitiv-verhaltenstherapeutisch orientierten Therapiekonzepts. Das gesprächspsychotherapeutische Basisverhalten wurde dabei als selbstverständlich vorausgesetzt.

Bei den Angehörigen war es ein besonderes Anliegen, der typischen Diskrepanz zwischen den Erwartungen der Angehörigen an solche Gruppen und dem sich aus einem mehr systemisch orientierten Konstrukt ergebenden Vorgehen der professionellen Helfer besonders Rechnung zu tragen. Neben der Informationsvermittlung sollten die Angehörigen in den Gruppen ein Forum finden, um offen von ihren aktuellen Problemen sprechen zu können und sich pragmatischen Rat von Mitbetroffenen zu holen. Das hierbei erfolgende Lernen am Modell von etwas fortgeschritteneren Angehörigen wurde bewußt gefördert. Die Befunde aus der EE-Forschung wurden behutsam problematisierend aufgegriffen, um die sich jeweils als besonders positiv erweisenden Verhaltensmuster auf Angehörigenseite – wenig Kritik, Geduld, keine Bevormundung der Patienten etc. – transparent werden zu lassen. In diesem Kontext wurde besonders darauf geachtet, die aus einer mißverständlichen Interpretation der HEE-Verhaltensweisen sich ergebenden indirekten Schuldzuweisungen an die Angehörigen strikt zu vermeiden.

Die stigmatisierende Unterstellung in Form des bekannten Schlagworts von der „schizophrenogenen Mutter“ ist vielen Angehörigen noch sehr gegenwärtig! Insbesondere Mütter stellen sich und ihr Erziehungsverhalten immer wieder in Frage und befürchten, durch ein früheres Fehlverhalten bei der Erziehung die Erkrankung verursacht zu haben. Bei dieser sich nahezu zwangsläufig einstellenden Selbstreflexion werden Einzelereignisse aus der Vorgeschichte häufig überbewertet und generalisiert, so daß ihnen hinsichtlich des Erkrankungsausbruchs eine nicht vertretbare Bedeutung beigemessen wird. Die Thematisierung derartiger Ängste bedeutet für viele Teilnehmer eine spürbare Entlastung, viele wagen es überhaupt zum ersten Mal, bisher geheimgehaltene Sorgen und Ängste offen anzusprechen.

Die Problematisierung der eigenen Rolle im Erkrankungsgeschehen eines engen Familienmitgliedes muß in diesem Kontext als natürliches Bedürfnis angesehen werden und sollte nicht durch eine generalabsolutorische Zurückweisung aller Selbstzweifel unterlaufen werden. Dennoch kommt hierbei der Vermittlung eines multifaktoriellen Krankheitskonzeptes eine eminent wichtige Bedeutung zu; die Relativierung überbewerteter psychogener Einflüsse auf die Krankheitsverursachung mit einer Korrektur dahingehend, daß eine gewisse biologisch determinierte Gesetzmäßigkeit zugrundeliege, führt dann zu einer Reduktion dieser Schuldgefühle mit positiver Rückwirkung auf das Selbstwertgefühl.

Besondere Bedeutung kommt auch der Bearbeitung von Enttäuschung und Resignation bei; viele Eltern müssen verbittert zur Kenntnis nehmen, daß ursprüngliche Zukunftspläne ihrer Kinder nicht realisierbar sein werden. Bei chronischen Verläufen stellt sich oft ein Gefühl von Ausweglosigkeit und Fatalismus ein. Die glaubwürdige Verdeutlichung, daß derartige Gefühle erlaubt und akzeptiert seien und daß auch die Äußerung von zunächst unsolidarisch wirkenden Abgrenzungsgedanken als durchaus normal empfunden wird, bewirkt bei vielen Teilnehmern einen spürbaren psychokathartischen Effekt. Die Entpathologisierung derartiger Gedanken bei gleichzeitiger wohlwollender Unterstützung gibt vielen Angehörigen erstmals das Gefühl, daß man ihnen nicht ein unsolidarisches „Im-Stichlassen der Patienten" unterstellt und sie nicht zu Ungehörigen abstempelt. Das beherzte Eingeständnis der Leiter, daß auch viele Therapeuten oftmals angesichts deprimierender Krankheitsverläufe an den Rand der Resignation geraten, kann zu einer weiteren Entspannung und Beruhigung beitragen.

Der Austausch über eigene Bewältigungsversuche und die Sichtung von bewährten und weniger erfolgreichen Interventionen anderer Schicksalsgenossen stellt einen sehr wesentlichen Gewinn dar. Die Partizipation an bisherigen Interventionsversuchen anderer führt zu einer sehr konkreten und lebenspraktisch eminent wichtigen Erweiterung des eigenen Verhaltensrepertoires. Durch den laufenden Erfahrungsaustausch mit den übrigen Gruppenmitgliedern kommt es allmählich zu einer Relativierung der vermeintlichen Einmaligkeit des eigenen Schicksals. Die sich während des Gruppenverlaufs ganz zwanglos ergebenden Kontakte mit anderen Betroffenen sollte gezielt gefördert werden; das Austeilen von Adressenlisten nach vorheriger Zustimmung der Teilnehmer kann zu einer sehr wertvollen Vernetzung dieser Familien führen; eine Linderung der oftmals vorbestehenden Isolierung kann dadurch in die Wege geleitet werden.

6.5 Modifikation der einseitig defizitär ausgerichteten Sichtweise der Vulnerabilität

Die Interaktion von Vulnerabilität und umgebenden Streßfaktoren wurde von Zubin (1977) sehr überzeugend dargestellt. Patienten empfinden dieses Konzept jedoch häufig sehr einseitig defizitär orientiert. Geringeres Durchhaltevermögen, erhöhte Anfälligkeit und reduzierte Belastbarkeit stünden zu sehr im Vordergrund. Die zweifelsohne bei vielen Patienten vorzufindende besondere Begabung und Intelligenz, nicht selten gepaart mit einer sehr prägnanten Originalität und Kreativität, läßt dieses Negativkonzept ihrer Gesamtpersönlichkeit nicht gerecht werden.

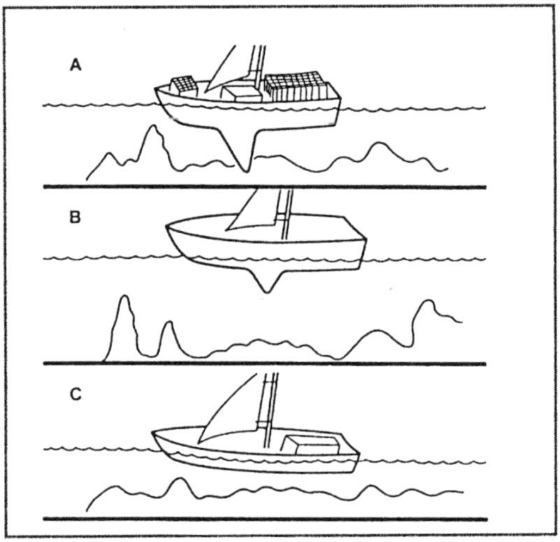

A Große Gefährdung: ausgeprägte Vulnerabilität (große Kieltiefe), sehr viel Streß (schwere Ladung an Bord), zahlreiche Schicksalsschläge (felsenreicher Untergrund), hohe neuroleptische Dosis erforderlich (Schutz der Außenhaut), engmaschige therapeutische Kontakte (behutsame Kurswahl).

B Mittlere Gefährdung: mäßiggradige Vulnerabilität (mittlere Kieltiefe), wenig Streß (kaum Last an Bord), nur vereinzelt Schicksalsschläge (einzelne Felsen auf dem Grund), niedere neuroleptische Dosis ausreichend, therapeutische Kontakte in größerem Abstand reichen aus.

C Geringe bzw. keine Gefährdung: keine Vulnerabilität (flacher Kiel), geringer chronischer Streß (kaum Ladung an Bord), aber streßreicher Alltag (felsiger Grund, geringe Wassertiefe) dennoch keine Grundberührung zu befürchten.

Abbildung 1: Vulnerabilitäts-Stress-Modell

Quelle: Bäuml (1994). Psychosen aus dem schizophrenen Formenkreis. Springer, S. 30

Deshalb wurde im Rahmen der Münchner PIP-Studie in engem Dialog mit Patienten und Angehörigen ein sogenanntes „Schiffmodell" entwickelt, das in Abbildung 1 dargestellt ist.

Demzufolge kann jedes Individuum mit einem Schiff verglichen werden, das auf dem Ozean des Lebens seine Kreise zieht. In Abhängigkeit von der Bauart dieser Schiffe gibt es unterschiedlich ausgeprägte Kielformen. Vor allem die elegant und geschmeidig segelnden Schiffe verfügen über einen sehr langen und weit in die Tiefe reichenden Kiel, weniger sportliche Modelle besitzen einen etwas kleineren Kiel und einfache Lastensegler haben überhaupt keinen Kiel und liegen ganz flach im Wasser. Die Kieltiefe demonstriert hierbei das Ausmaß der Vulnerabilität. Langkielige Schiffe können zwar ausgezeichnet bei entsprechenden Windverhältnissen durch die Wellen gleiten, bei Untiefen laufen sie aber Gefahr, Grund zu berühren und sich zu verletzen. Flachkielige Lastkähne hingegen werden unberührt ihre Kreise ziehen, von Untiefen werden sie nicht weiter irritiert.

Allerdings werden sie auch keine begeisternden Wendemanöver etc. vollführen können, der fehlende „Tiefgang" wird den Lebensweg zwar undramatischer, dafür aber auch farbloser erscheinen lassen. Daraus läßt sich unschwer ableiten, daß der Preis für diese spezielle Originalität in Form des größeren Tiefgangs mit einer erhöhten Krankheitsanfälligkeit einhergeht, was vor allem in schwierigen Lebensphasen mit viel Streß und Belastungen evident werden kann. Die an Bord sich befindende Last kann hierbei als zu beeinflussender Streß identifiziert werden, durch Umverteilung auf andere Schiffe kann dann in Untiefen, die die unvermeidbaren Herausforderungen des Lebens verkörpern, der Tiefgang und somit die Verletzungsgefahr reduziert werden (Bäuml 1994).

Der Vorteil dieses Modells zeigt sich darin, daß die bekannten therapeutischen Strategien – Medikation, Psycho- und Soziotherapie – sehr praxisnah integriert werden können. Die erhöhte Verletzbarkeit des Schiffsrumpfes kann durch eine Schutzschicht – Neuroleptika – reduziert werden, so daß bei nicht vermeidbaren Grundberührungen in Untiefen die Widerstandsfähigkeit erhöht wird. Der an Bord sich befindende Ballast kann durch Umverteilung auf andere – Soziotherapie – verringert werden, so daß sich der Tiefgang und somit die Verletzungsgefahr verringern. Besondere Bedeutung kommt hierbei den Steuerkünsten des Kapitäns zu; durch sorgfältige Kurswahl, durch Anpassung der Fahrgeschwindigkeit an die Umgebungssituation und durch die geschickte Nutzung von Strömung und Wind etc. kann die Steuerung des Schiffes optimiert werden. Dieses Training des Kapitäns, das spezielle Vertrautmachen mit den Eigenheiten des Schiffes, ist Aufgabe der Psychotherapie. Somit wird eine psychotherapeutische Begleitbehandlung niemals Konkurrenz zu einer neuroleptischen Rezidivprophylaxe, sondern eine nahezu unverzichtbare Ergänzung darstellen.

Dieses Modell veranschaulicht das dynamische Wechselspiel aus Vulnerabilität, Streßfaktoren und Interventionsmöglichkeiten und vermittelt vielen Patienten erstmals das Gefühl, nicht nur eine nutzlose und destruktive Minderbelastbarkeit zu besitzen, sondern von höchster Individualität und Originalität zu sein, die es durch ein ausgeklügeltes Behandlungskonzept zu schützen und zu bewahren gilt.

7. Münchner PIP-Studie: Ergebnisse

7.1 Stichprobenbeschreibung der Angehörigen

Aus dem Screening-Prozeß der drei Kliniken gingen 236 Patienten mit einer DSM-III-R-Diagnose aus dem schizophrenen Formenkreis hervor. 125 Patienten wurden in die Verum- und 111 Patienten in die Kontrollgruppe randomisiert. In der Verumgruppe waren 49 %, in der Kontrollgruppe 43 % männlich. Das Durchschnittsalter betrug in der Verumgruppe 32,8 Jahre und in der Kontrollgruppe 33,7 Jahre. Ledig waren 70 % der Verum- und 68 % der Kontrollpatienten. Volksschulbildung besaßen 40 % der Verum- und 41 % der Kontrollpatienten, eine weiterführende Schule (Realschule/Gymnasium) hatten demzufolge 60 % der Verum- und 59 % der Kontrollpatienten absolviert. Eine paranoid-halluzinatorische Psychose lag bei 56 % der Verum- und 66% der Kontrollpatienten vor, eine schizoaffektive Psychose wurde bei 26 % der Verum- und 19 % der Kontrollpatienten diagnostiziert. Die übrigen 18 % der Verum- und 15 % der Kontrollpatienten verteilten sich auf die anderen diagnostischen Gruppierungen.

Die durchschnittliche Krankheitsdauer bis zur Index-Hospitalisation betrug in der Verumgruppe 7,5 Jahre und in der Kontrollgruppe 6,6 Jahre; die Dauer der bisherigen stationären Aufenthalte lag in der Verumgruppe bei 3,3 Jahren und in der Kontrollgruppe bei 4,0 Jahren.

Hinsichtlich soziodemographischer und krankheitsrelevanter Daten waren beide Gruppen vergleichbar.

Das Durchschnittsalter der Angehörigen in der Verumgruppe betrug 49,1 Jahre und in der Kontrollgruppe 48,7 Jahre. 59 % der Verumangehörigen waren Eltern, in der Kontrollgruppe betrug diese Rate 54 %. Die Anzahl der Partner lag in der Verumgruppe bei 27 %, in der Kontrollgruppe bei 25 %. Die restlichen 14 % der Verum- und 21 % der Kontrollgruppe verteilten sich auf Geschwister, Kinder oder Freunde.

59 % der Verum- und 61 % der Kontrollpatienten lebten mit ihren Angehörigen im gleichen Haushalt zusammen; laut Selbsteinschätzung durch die Patienten betrug die Rate an HEE-Familien in der Verumgruppe 44 %, in der Kontroll-

gruppe 58 %; dieser Unterschied war statistisch nicht signifikant. Vorerfahrungen mit Angeboten für Angehörige hatten 27 % der Verum- und 28 % der Kontrollpatienten. Spezielle Angehörigengruppen hatten bisher 9 % aller Angehörigen besucht. Auch hier fanden sich keine signifikanten Unterschiede zwischen den Verum- und Kontrollangehörigen.

7.2 Verlauf der Gruppen

Regelmäßig, d. h. an mindestens vier der acht Gruppensitzungen, nahmen 75 % (91 von 122) der Verumpatienten und 52 % (63 von 122) der hierzu korrespondierenden Angehörigen teil. Die Studienkriterien galten dann als erfüllt, wenn entweder Patient oder Angehöriger mindestens viermal an den Treffen teilgenommen hatten; 82 % der Verumpatienten erfüllten diese Bedingung. 14 % (17 von 122) der Patienten und 34 % (41 von 122) der Angehörigen nahmen an keiner der Gruppensitzungen teil.

93 % der Patienten und 99 % der Angehörigen erlebten die Teilnahme an den Gruppen als „hilfreich/sehr hilfreich", 91 % der Patienten und 86 % der Angehörigen fanden sich hinterher zum Thema Psychose „gut/sehr gut" informiert. Den Aufwand für die Gruppenteilnahme erachteten 54 % der Patienten und 65 % der Angehörigen als „unerheblich". Die parallele Teilnahme der Angehörigen an diesen Gruppen schätzten 91 % der hierzu befragten Patienten als „hilfreich/sehr hilfreich" ein. Diese Ergebnisse zeigen, daß sowohl Patienten als auch Angehörige die Teilnahme an diesen Gruppen als überwiegend positiv empfinden, und daß der hierzu erforderliche Zeitaufwand von fast zwei Drittel aller Befragten nicht als besonders belastend erlebt wird. Bemerkenswert erscheint, daß die meisten Patienten die Teilnahme ihrer Familienmitglieder an den Angehörigengruppen als „hilfreich" bzw. „sehr hilfreich" erlebten.

Zur Objektivierung des Wissenszuwachses wurde den Gruppenteilnehmern vor und nach den Gruppen ein Multiple-Choice-Wissensfragebogen mit 113 Einzelitems vorgelegt. Im Prä-/Post-Vergleich betrug der Wissenszuwachs bei den Verumpatienten ($n = 63$) 12 %, bei den Kontrollpatienten ($n = 33$) nur 1 %. Dieser Unterschied ist hochsignifikant ($p < 0{,}003$). Ein ähnlicher Trend war auch bei den Angehörigen festzustellen; dort nahm das Wissen in der Verumgruppe ($n = 60$) um 16 % zu, in der Kontrollgruppe ($n = 29$) errechnete sich eine Zuwachsrate von 8 %; auch dieser Unterschied ist mit $p < 0{,}002$ hochsignifikant.

7.3 Rehospitalisierungen und Compliance

Patienten und Angehörige, die jeweils regelmäßig, d.h. an mindestens 4 der 8 Sitzungen, teilgenommen hatten, wiesen eine stationäre Wiederaufnahmerate von 14 % (8 von 57) auf; nahmen entweder die Patienten oder die Angehörigen regelmäßig an diesen Gruppen teil, so betrug die Rehospitalisierungsrate 21 % (17 von 81); dies entspricht der offiziellen Wiederaufnahmerate aller Verumpatienten, da das Teilnahmeverhalten dem Studienprotokoll entsprechend so operationalisiert worden war. Nahmen ausschließlich die Patienten, nicht aber die Angehörigen an den Gruppen teil, so betrug die Wiederaufnahmerate 29 % (7 von 24). Der umgekehrte Fall, daß nur die Angehörigen teilgenommen hätten, war nicht aufgetreten.

In der Kontrollgruppe waren weder Patienten- noch Angehörigengruppen angeboten worden, die Wiederaufnahmerate betrug hier 38 % (31 von 82/s. Tab. 11).

Tabelle 11: Rehospitalisierungen im Einjahreszeitraum und Zahl der Krankheitsmanifestationen in der Vorgeschichte

Rehospitalisierungsrate in % im ersten Jahr nach der Indexentlassung

	Verumpatienten (n = 81)	Kontrollpatienten (n = 82)	
Ersterkrankte (n = 35)	15 %	13 %	n.s.
2-5 Krankheits-manifestationen (n = 90)	18 %	47 %	$p < 0{,}01$
> 6 Krankheits-manifestationen (n = 38)	38 %	36 %	n.s.

Hierbei gab es eine enge Korrelation zwischen dem nach klinischen Gesichtspunkten beurteilten Complianceverhalten und der stationären Wiederaufnahmerate. Zum Entlassungszeitpunkt wurde bei 85 % der Verum- und 81 % der Kontrollpatienten eine gute Compliance ermittelt. Ein Jahr später betrug diese Rate bei den Verumpatienten weiterhin 80 %, in der Kontrollgruppe war es zu einem Rückgang auf 58 % gekommen.

7.4 Rehospitalisierungen und indirekte Compliance-Parameter

Bei der Auswertung der Selbstratingbögen für Patienten und Angehörige war eine sehr heterogene „Fragebogen-Compliance" zu beobachten.

Um eine Aussage machen zu können, inwiefern sich die Bereitschaft zur Bearbeitung der ausgeteilten Fragebögen als indirektes Compliance-Maß eignet, wurde die stationäre Wiederaufnahmerate mit dem Fragebogenrücklauf in Beziehung gesetzt.

Ein kompletter Fragebogenrücklauf lag dann vor, wenn zu allen drei Meßzeitpunkten – Entlassung, 6 Monate und 12 Monate später – die ausgeteilten Meßinstrumente vollständig ausgefüllt wurden. Bei den Verumpatienten betrug diese Quote 63 % (51 von 81), bei den Kontrollpatienten waren es nur 32 % (24 von 82). Bei den Angehörigen ein sehr ähnlicher Trend; auch dort lag die Rate an Fragebogen-Completern in der Verumgruppe mit 46 % (37 von 81) doppelt so hoch wie in der Kontrollgruppe mit 20 % (14 von 82).

Die stationäre Wiederaufnahmerate der Patienten, die zu allen drei Meßzeitpunkten die Fragebögen komplett ausgefüllt hatten, betrug bei den Verumpatienten 24 %, in der Kontrollgruppe 21 %. Das heißt, die Bereitschaft zur Zusammenarbeit mit den professionellen Helfern korreliert sehr hoch mit einer geringen Rückfallrate, unabhängig davon, ob die Patienten an den Informationsgruppen teilgenommen haben oder nicht (Tab. 12).

Tabelle 12: Allgemeine Maßnahmen zur Einführung von psychoedukativen Gruppen

- Konsens mit Klinikleitung über die Notwendigkeit von psycho-edukativen Gruppen herstellen
- Kompatiblen Zeitpunkt im Wochenplan vereinbaren (Klinikkonferenz einberufen)
- Psychoedukative Gruppen im Wochenplan fest verankern
- Alle Berufsgruppen ansprechen
- Pilotgruppe starten
- Motivierte Kollegen als Co-Leiter einbeziehen
- Hospitanten einladen, Generalisierungseffekt!
- Entsprechende Literatur bereitstellen
- Hinweisschilder auf Angehörigengruppe im Eingangsbereich der Klinik gut sichtbar anbringen

Bei den Angehörigen ergibt sich ein völlig anderes Ergebnis. Während die Angehörigen aus der Verumgruppe, die zu allen drei Meßzeitpunkten die Fragebögen bearbeitet hatten, Patienten mit einer sehr geringen Rehospitalisierungsrate von nur 16 % aufwiesen, belief sich diese Quote bei den zugehörigen Patienten in der Kontrollgruppe der Angehörigen auf 44 %. Dies könnte ein Hinweis darauf sein, daß kooperationswillige und in den Gruppen geschulte Angehörige einen positiven Einfluß auf den Krankheitsverlauf der Patienten besitzen und Angehörige, die keine spezielle Unterweisung hinsichtlich der Besonderheiten dieses Krankheitsbildes erhalten, laufen möglicherweise Gefahr, durch ihr zu wenig reflektiertes und zu wenig auf die spezifische Vulnerabilität ihrer Patienten abgestimmtes Engagement diese Patienten zu überfordern.

Diese Hypothese des überschießenden Angehörigen-Engagements wird gestärkt durch eine Aufteilung der Patienten in einen Anergie-Score > 8 (n = 103) und < 8 (n = 60) zum Entlassungszeitpunkt. Ein erhöhter Anergie-Score > 8 repräsentiert eine ausgeprägte Minussymptomatik (BPRS-Skala). Kehrten diese Patienten in Familien zurück, deren Angehörige an den Gruppen teilgenommen hatten, betrug die Wiederaufnahmerate 19 % (9 von 48), in der Kontrollgruppe jedoch 46 % (26 von 55). Dieser Unterschied ist hochsignifikant (p < 0,006). Das heißt, nicht geschulte Angehörige scheinen trotz ihres gut gemeinten Engagements den Bedürfnissen der Patienten vor allem dann nicht ganz gerecht zu werden, wenn diese zum Entlassungszeitpunkt unter einer ausgeprägten Minussymptomatik leiden.

7.5 Rehospitalisierungen und Anzahl bisheriger Krankenhausaufenthalte

35 der ingesamt 163 Patienten waren Ersterkrankte, 90 hatten zwei bis fünf Krankheitsmanifestationen und 38 hatten bereits sechs und mehr Hospitalisierungen hinter sich. Bei den Ersterkrankten war die Wiederaufnahmerate insgesamt 14 %; zwischen der Interventionsgruppe mit 15 % Rückfällen und der Kontrollgruppe mit 13 % war kein Unterschied. Auch bei den eher chronisch erkrankten Patienten mit 6 und mehr Krankenhausaufenthalten zeigte sich kein Unterschied in der Rehospitalisierungsrate zwischen der Verumgruppe mit 38 % und der Kontrollgruppe mit 36 %.

In der mittelchronisch erkrankten Gruppe gab es hingegen deutliche Unterschiede. Während in der Kontrollgruppe 47 % wieder aufgenommen werden mußten, betrug diese Rate in der Verumgruppe nur 18 %. Dieser Unterschied ist hochsignifikant (p < 0,066, Tab. 13).

Tabelle 13: Spezifische Maßnahmen zur Einführung von psychoedukativen Gruppen

– Gruppenleiter für ihr Engagement verstärken (Freizeitausgleich, Überstundenvergütung, regelmäßige Nachfrage bei Klinikkonferenz, Visiten, etc.)
– Weiterbildung für Gruppenleiter fördern
– Supervisionsmöglichkeiten für Gruppenleiter bereitstellen
– Erfahrungsaustausch von Gruppenleitern untereinander ermöglichen
– Notwendigkeit von Angehörigenarbeit laufend zum Thema machen
– Kontaktpflege zu Angehörigenselbsthilfegruppen

Innerhalb der Gruppe der Ersterkrankten scheint es sich um einen Deckeneffekt zu handeln; die potentiellen Vorteile der Verumgruppe sind innerhalb des kurzen Beobachtungszeitraumes angesichts des ohnehin guten Verlaufs in der Kontrollgruppe noch nicht zum Tragen gekommen. In der Gruppe der chronisch Erkrankten muß jedoch davon ausgegangen werden, daß ein zeitlich derart limitiertes Interventionsprogramm nicht ausreichte, um die Wiederaufnahmerate wesentlich zu beeinflussen. Bei den mittelchronisch erkrankten Patienten manifestierten sich jedoch ganz erhebliche Verlaufsunterschiede; hier scheint das protektive Potential entsprechend instruierter Angehöriger am positivsten zu Buche zu schlagen.

7.6 Vierjahreskatamnese einer Teilstichprobe der TUM

Bei einer Teilstichprobe von 53 Patienten, die ausschließlich in der Studienambulanz des Klinikums rechts der Isar weiterbehandelt wurden, liegen erste Vierjahresergebnisse vor. Von den ursprünglich 101 gescreenten Patienten blieben im 4-Jahreszeitraum 53 in kontinuierlicher ambulanter Behandlung in der Studienambulanz des Klinikums. Die stationäre Wiederaufnahmerate betrug bei den Verumpatienten (n = 29) 45 %, bei den Kontrollpatienten (n = 24) 67 %. Auf die Gesamtpopulation bezogen errechnet sich bei den Kontrollpatienten mit 1,7 eine fast doppelt so hohe durchschnittliche Wiederaufnahmerate wie bei den Verumpatienten mit 0,9. Die Zahl der durchschnittlichen Krankenhaustage pro Patient liegt bei den Kontrollpatienten mit 60 ebenfalls deutlich höher als bei den Verumpatienten mit 43 Tagen.

Die genauere Analyse der Vierjahres-Survivalkurve zeigt, daß der größte Unterschied in der Hospitalisierungsrate im ersten Jahr zu beobachten ist. Während in der Verumgruppe nur 14 % rehospitalisiert werden mußten, betrug die Rate in der Kontrollgruppe 42 %. In den weiteren Jahren nehmen die Rehospitalisationskurven bei den Verum- und Kontrollpatienten einen nahezu parallelen Verlauf; die Wiederaufnahmerate vom 2. bis 4. Jahr beträgt in der Verumgruppe 36 %, dann 42 % und zuletzt 45 %; in der Kontrollgruppe lauten die entsprechenden Werte 63 %, 63 % und 67 %. Dieses Ergebnis spricht dafür, daß Patienten, die im ersten Jahr aufgrund der psychoedukativen Gruppen eine gute Compliance entwickeln und mit den professionellen Helfern eng zusammenarbeiten, sehr viel weniger stationäre Wiederaufnahmen hinnehmen müssen als die Kontrollpatienten. Dieser Rehospitalisierungsvorteil bleibt dann in den Folgejahren erhalten, es kommt zu keinen verzögerten Rezidiven (Bäuml 1997).

8. Diskussion

Auch im deutschsprachigen Raum liegen mittlerweile ermutigende Ergebnisse von psychoedukativen Ansätzen bei schizophrenen Psychosen für Patienten und Angehörige vor (Hornung et al. 1993, Buchkremer et al. 1997, Hahlweg et al. 1995, Bäuml et al. 1996 a).

Die systematische Einbeziehung der Angehörigen im Rahmen eines bifokalen Ansatzes scheint hierbei jedoch noch eher die Ausnahme zu sein (Wiedemann 1996).

Der bifokale Interventionsansatz in der Münchner PIP-Studie stieß bei einem nicht vorselektierten Patientengut auf eine hohe Akzeptanz; drei Viertel der Patienten und 52 % der Angehörigen nahmen an den angebotenen Gruppen regelmäßig teil. Sowohl von Patienten als auch von den Angehörigen wurde das Gruppenprogramm sehr positiv beurteilt, über 90 % empfanden diese Treffen als hilfreich, ein ähnlich großer Prozentsatz fühlte sich hinterher ausreichend gut informiert über das psychotische Krankheitsbild. 91 % der befragten Patienten äußerten sich nach einem Jahr sehr positiv darüber, daß ihre Angehörigen an den Gruppen teilgenommen hatten (Bäuml 1996).

Der objektivierbare Wissenszuwachs lag sowohl bei den Verumpatienten als auch den Verumangehörigen mit einem Vorsprung von 11 % bzw. 8 % gegenüber der Kontrollgruppe signifikant höher. Bemerkenswert erscheint hierbei die Tatsache, daß dieser Wissenszuwachs sowohl bei Patienten wie auch Angehörigen nicht von der Schulbildung abhängig war (Bäuml 1996).

Die Rehospitalisierungsrate im Einjahreszeitraum ließ einen additiven Effekt von Patienten- und Angehörigengruppenteilnahme erkennen. Diese Befunde decken sich weitgehend mit den Ergebnissen von Hogarty et al. (1991), der ebenfalls einen synergistischen Effekt zwischen Patienten- und Angehörigenintervention finden konnte. Als wesentlicher Faktor für die geringere Rehospitalisierungsrate konnte die gleichbleibend gute Compliance bei den Verumpatienten identifiziert werden. Bei den rehospitalisierten Patienten in der Kontrollgruppe fand sich hingegen eine Abnahme der guten Compliance von ursprünglich 81 % auf 58 % nach einem Jahr. Dieser Zusammenhang deckt sich mit den Befunden anderer Autoren (Mayer et al. 1992).

Mittels Fragebogenrücklauf sowohl bei Verum- als auch Kontrollpatienten und auch deren Angehörigen ließ sich ein indirekter Compliance-Indikator identifizieren. Während eine hohe Fragebogenrücklaufquote bei den Patienten generell Ausdruck einer guten Compliance zu sein scheint und auch mit einer geringen Rehospitalisierungsrate bei Verum- wie Kontrollpatienten mit 24 % bzw. 21 % einherging, lag die Situation bei den Angehörigen ganz anders. Wiesen die Angehörigen durch das lückenlose Bearbeiten der Fragebögen eine hohe Kooperationsbereitschaft auf, führte dies in der Verumgruppe – nachdem die Angehörigen an entsprechenden informationszentrierten Treffen teilgenommen hatten – zu einer bemerkenswert geringeren Rehospitalisierungsrate von 16 %. Die Angehörigen der Kontrollgruppe hatten keine spezielle Unterrichtung hinsichtlich der Besonderheiten dieser Erkrankung und der entsprechenden Behandlungsmaßnahmen erhalten; hier betrug diese Rate 44 %. Dieses Ergebnis darf keineswegs als versteckte Kritik an den Angehörigen mißverstanden werden! Sehr viel mehr müssen diese Befunde von allen therapeutisch Tätigen als Aufforderung verstanden werden, sich künftig konsequenter, umfassender und intensiver um die „Co-Therapeuten"-Fähigkeit der Angehörigen zu bemühen (Penn et al. 1996).

Wie bereits in Kapitel 3 erwähnt, sollten diese Befunde auch zur kritischen Relativierung der EE-Forschungsergebnisse führen, wie dies von Schulze-Mönking (1993) geschehen ist. In einer Meta-Analyse konnte der Autor nachweisen, daß ein HEE-Verhalten während der ersten 4-5 Erkrankungsjahre eher physiologisch zu sein scheint und Ausdruck des natürlichen protektiven Potentials einer Familie ist; erst wenn im Laufe von 5 Jahren kein Lerneffekt im familiären Umfeld hinsichtlich adäquaterem Umgang mit der psychotischen Erkrankung festzustellen ist, muß von einer gewissen Pathogenität des Verhaltensmusters der Angehörigen gesprochen werden (Bebbington et al. 1994).

Im Rahmen der Vierjahreskatamnese der an der TU München behandelten Teilstichprobe von 53 Patienten konnte gezeigt werden, daß die Verhinderung von stationären Wiederaufnahmen im ersten Jahr nach Entlassung zu einem bleibenden Rehospitalisierungsvorteil der Verumpatienten von 22 % auch noch nach 4 Jahren führt. Dies widerlegt die Befürchtung, daß durch eine Compliance-Verbesserung lediglich eine zeitliche Verschiebung der stationären Wiederaufnahmen erzielt werden könnte. Gut instruierte Patienten, die ihre Erkrankung akzeptieren und die erforderlichen Behandlungsmaßnahmen bejahend mittragen (Toelle 1994) werden offensichtlich befähigt – unterstützt durch das supportive Verhalten ihrer ebenfalls geschulten Angehörigen – drohende psychotische Rezidive im Vergleich zu ungeschulten Kontrollpatienten, langfristig erfolgreicher zu bewältigen.

Die bisher erfaßten sozialen Adaptionsparameter unterstützen die Annahme, daß die Verhinderung von Rezidiven zu einer signifikant besseren sozialen Anpassung und einer höheren subjektiven Lebenszufriedenheit führt. Dieser Aspekt wird bei der weiteren Verlaufsbeobachtung der Münchner PIP-Patienten im Mittelpunkt des Forschungsinteresses stehen.

Die bisherigen Ergebnisse stützen die bereits bekannten Literaturdaten (Falloon et al. 1996/Randolph et al. 1994/Tarrier et al. 1988) mit der Aufforderung, bifokal ausgerichtete psychoedukative Ansätze in allen Kliniken flächendeckend anzubieten, um den von einer schizophrenen Erkrankung betroffenen Menschen möglichst gute und faire Chancen zu bieten, erfolgreich und selbstbewußt mit dieser Erkrankung zurechtzukommen.

Die von Klimitz (1997) formulierte Sorge, daß durch psychoedukative Interventionen eine zur Passivität führende biologistisch reduzierte Krankheitskonzeptbildung erfolgen könnte, muß natürlich bedacht werden. Allerdings sollte eine richtig verstandene Psychoedukation gerade dieser Problematik gezielt entgegenwirken. Denn gut instruierte Patienten werden neben den Chancen, die eine entsprechend adaptierte Psychotherapie bietet, dann auch die Vor- und Nachteile einer neuroleptischen Basisbehandlung abwägen und sich für jene Behandlungskombination entscheiden können, die ihnen die größte Aussicht auf ein möglichst würdevolles und selbstbestimmtes Leben eröffnet (Windgassen 1989).

Im November 1996 haben sich erstmals die in Deutschland auf dem psychoedukativen Sektor wissenschaftlich tätigen Arbeitsgruppen getroffen, um zu definieren, was Psychoedukation leisten sollte und wo die Grenzen derartig ausgerichteter Interventionen liegen. In etwa halbjährlichen Folgetreffen ist geplant, ein gewisses Curriculum zu erarbeiten, um es zur allgemeinen Diskussion vorzulegen. Mit diesem Bemühen um Abstimmung untereinander und Transparenz kann ein wesentlicher Beitrag zur besseren Glaubwürdigkeit psychiatrischer und psychotherapeutischer Behandlungsmethoden in der Öffentlichkeit geleistet werden, was langfristig sicher auch zu einem Compliancezuwachs der psychiatrischen Patienten im generellen führen wird.

Insbesondere sollte genauer evaluiert werden, für welche Angehörige ein psychoedukatives Kurzkonzept ausreicht und welche Familien eine längerfristige psychotherapeutische Behandlung brauchen, um mit dem Erkrankungsbild zurecht zu kommen. Hierbei muß besonders darauf geachtet werden, sich engagiert einsetzende Angehörige nicht vorschnell als „pathogen" einzustufen und ihnen eine Therapie überstülpen zu wollen, die sie als Kränkung und Demütigung und weniger als Hilfe zur Selbsthilfe erleben.

Die in Kapitel 4 demonstrierten Befunde über die unterschiedliche Bewertung von Angehörigen und Professionellen, was die Bedeutung der Familien im Ursachengefüge von schizophrenen Psychosen anbelangt, sollte besonders aufhorchen lassen. Wenn die professionell Tätigen a priori davon ausgehen, daß die Angehörigen einen sehr wesentlichen Anteil am Ausbruch einer Psychose haben, dann muß befürchtet werden, daß dies auch ihren Umgangsstil mit den Angehörigen beeinflußt.

Vor allem bei Erst- und kurzfristig wiederholt Erkrankten kommt den anfänglichen Kontakten mit psychiatrisch Tätigen eine ganz besondere Bedeutung zu. Das nahezu ubiquitär vorhandene Unbehagen bezüglich der eigenen Schuld – ohne oftmals präzisieren zu können, worin die konkrete Schuld eigentlich liegt – muß verstehend aufgegriffen werden, um glaubhaft vermitteln zu können, daß die Therapeuten die Angehörigen brauchen und auf deren Mitwirken angewiesen sind.

Psychoedukative Gruppen tragen dazu bei, diesem Ideal ein Stück näher zu kommen. Wenn es dadurch gelänge, das oftmals ungenutzte Unterstützungspotential der Angehörigen konsequenter und effizienter in das Gesamtbehandlungskonzept einzubinden, dann könnte ein ganz wesentlicher Beitrag zur langfristigen Stabilisierung schizophren erkrankter Menschen geleistet werden. Somit sollte jedwede Anstrengung unternommen werden, um psychoedukative Interventionen in der Routineversorgung fest zu verankern.

Literatur

Angermeyer MC, Finzen A (1984): Die Angehörigengruppe – Familien mit psychisch Kranken auf dem Weg zur Selbsthilfe. Enke, Stuttgart

Angermeyer MC, Matschinger H, Holzinger A (1997): Die Belastung der Angehörigen chronisch psychisch Kranker. Psychiat. Prax. 24:215-20

Bäuml J (1994): Psychosen aus dem schizophrenen Formenkreis. Ein Ratgeber für Patienten und Angehörige. Springer, Berlin - Heidelberg

Bäuml J, Kissling W, Meurer C, Wais A (1991): Informationszentrierte Angehörigengruppen zur Compliance-Verbesserung bei schizophrenen Patienten. Psychiat. Prax. 18:48-54

Bäuml J, Kissling W, Pitschel-Walz G (1996 a): Psychoedukative Gruppen für schizophrene Patienten: Einfluß auf Wissensstand und Compliance. Nervenheilkunde, 15:145-50

Bäuml J, Pitschel-Walz G, Kissling W (1996 b): Psychoedukative Gruppen bei schizophrenen Psychosen für Patienten und Angehörige. In: Stark A (Hrsg.): Verhaltenstherapeutische und psychoedukative Ansätze im Umgang mit schizophren Erkrankten. dgvt-Verlag, Tübingen, 217-255

Bäuml J, Pitschel-Walz G, Kissling W (1997): Psychoedukative Gruppen bei schizophrenen Psychosen: Spezifische Auswirkungen eines bifokalen Ansatzes auf Krankheitsbewältigung und Rezidivraten im Vierjahreszeitraum. In: V Dittmar, HE Klein, D Schön (Hrsg.): Die Behandlung schizophrener Menschen. Roderer Verlag, Regensburg, 169-195

Bateson G, Jackson DD, Haley J, Weakland J (1956): Towards a theory of schizophrenia. Behavourial science 1:251-264

Bebbington P, Kuipers L (1994): The predictive utility of expressed emotion. In: Schizophrenia: An aggregate analysis. Psychological medicine, 24, 707-718

Brown GW, Monck EM, Carstairs GM, Wing JK (1962): The influence of family life on the course of schizophrenic illness. Brit. J of Preventive and Social Medicine 16:55

Buchkremer G, Schulze-Mönking H (1986): Die Effizienz von therapeutischen Angehörigengruppen und Selbsthilfegruppen bei der Rezidivprophylaxe schizophrener Patienten. In: Böker W, Brenner HD (Hrsg.): Bewältigung der Schizophrenie, Huber, Stuttgart, 113-120

Buchkremer G, Stricker K, Rouk A, Schulze-Mönikg H (1988): Der ätiologische Zusammenhang zwischen emotionaler Familienatmosphäre und Rezidivraten bei schizophrenen Patienten. In: Böker F, Weig W (Hrsg) Aktuelle Kernfrage in der Psychiatrie. Springer, Berlin, 139-144

Buchkremer G, Klingberg S, Holle R, Schulze-Mönking H, Hornung WP (1997): Psychoeducational psychotherapy for schizophrenic patients and their key relatives or caregivers: results of a 2-year follow up. Acta scand. psychiat. 96:483-491

Buttner P, Kissling W (1996): Psychoedukative Gruppen in psychiatrischen Kliniken: Ergebnisse einer Befragung zu Häufigkeit und Art der Anwendung. In: Stark A (Hrsg.): Verhaltenstherapeutische und psychoedukative Ansätze im Umgang mit schizophren Erkrankten. dgvt-Verlag, Tübingen, 207-216

Deger-Erlenmaier H, Titze E, Walter K (1996): Jetzt will ich's wissen. Rat und Hilfe für Angehörige psychisch Kranker. Psychiatrie Verlag, Bonn

Dörner K, Egetmeyer A, Koenning K (1984): Freispruch der Familie. Psychiatrie Verlag, Reburg-Loccum

Enge J (1924): Ratgeber für Angehörige von Geisteskranken. Carl Marhold Verlagsbuchhandlung, Halle a. S.

Falloon IRH, Boyd DJ, McGill CW, et al (1985): Family management in the prevention of morbidity of schizophrenia: Clinical outcome of a two-year longitudinal study. Arch Gen Psychiatry; 42:887-896

Falloon IRH, McGill CW, Matthews SM, Keith SJ, Schooler NR (1996): Family treatment for schizophrenia. The design and research application of therapists training models. J Psychotherapy Pract Res 5: 45-56

Finzen A, Hoffmann-Richter U (1995): Was ist Sozialpsychiatrie. Psychiatrie Verlag, Bonn

Goldstein NJ (1996) Psycho-education and family treatment related to the face of a psychotic disorder. Int Clin Psychopharm, 11 (suppl. 2):77-83

Hahlweg K, Dürr H, Müller U (1995): Familienbetreuung schizophrener Patienten. Beltz, Psychologie Verlags-Union

Hogarty GE, Anderson CM (1991): Family psychoeducation, social skills training, and maintenance chemotherapy in the aftercare treatment of schizophrenia. II: 2-year effects of a controlled study on relapse and adjustment. Arch Gen Psychiatry, Vol. 48: 340-347

Hornung WP, Buchkremer G, Redbrake M, Klingberg S (1993): Patientmodifizierte Medikation: Wie gehen schizophrene Patienten mit ihren Neuroleptika um? Nervenarzt, 64:434-439

Katschnig H, Simon ND, Kramer B (1997) Wie sie leben – wie sie leiden. Was sie hoffen. Die Ergebnisse einer Umfrage bei Angehörigen von psychisch Kranken. KONTAKT, Zeitschrift der HPE Österreich. Wien, Sonderausgabe Oktober 1997, 3-18

Kieserg A, Hornung WP (1994): Psychoedukatives Training für schizophrene Patienten (PTS). dgvt-Verlag, Tübingen

Kissling W (1991): Guidelines for Neuroleptic Relapse Prevention in Schizophrenia. Springer Verlag, Berlin - Heidelberg - New York

Kissling W, Bäuml J, Pitschel-Walz G (1995): Psychoedukation und Compliance bei der Schizophreniebehandlung. Münch. Med. Wschr. 137, 49:801-805

Klimitz H (1997): Psychoedukative Familienarbeit bei Schizophrenen – ein populäres Konzept? Psychiatrische Praxis 24:110-116

Klingberg S, Buchkremer G (1997): Zusammenarbeit mit Angehörigen schizophrener Patienten – Suche nach optimaler Unterstützung für den Betroffenen. In: W Binder, W Bender (Hrsg.) Standortbestimmung der Angehörigenarbeit in der ambulanten und stationären Psychiatrie (in press)

Kraemer S, Möller H-J (1994): Kognitive Verhaltenstherapie bei schizophrenen Störungen. In: Hautzinger M (Hrsg.) Kognitive Verhaltenstherapie bei psychischen Erkrankungen. Quintessenz-Verlag, Berlin - München, 13-38

Kraemer S (1998): Psychosoziale Interventionen unter Einbeziehung der Bezugspersonen von Patienten mit psychiatrischen Störungen. In: W Binder, W Bender (Hrsg.): Standortbestimmung der Angehörigenarbeit in der ambulanten und stationären Psychiatrie (in press)

Leff JP (1984): Die Angehörigen und die Verhütung des Rückfalls. In: Katschnig H (Hrsg.) Die andere Seite der Schizophrenie. Urban und Schwarzenberg, München-Wien-Baltimore:167-180

Luderer HJ (1994): Informationsvermittlung in der Psychiatrie (II). Krankenhaus-Psychiatrie, 5:173-177

Maß E (1996): Fachausdrücke näher beleuchtet: Familientherapie, Familienedukation. Psychosoziale Umschau:4-6

Mayer C, Soyka N (1992): Compliance bei der Therapie schizophrener Patienten mit Neuroleptika. Eine Übersicht. Fortschr. Neurol. Psychiat., 60:217-222

Penn DL, Mueser KT (1996): Research update on the psychosocial treatment of schizophrenia. Am. J. Psychiatry 153, 5: 607-617

Pitschel-Walz G, Engel RR (1997): Psychoedukation in der Schizophreniebehandlung. Psycho 23: 22-36

Probst P (1992): Wege aus der Entmündigung – Der Schuldbegriff in der Schizophrenieliteratur. In: Deger-Erlenmaier H (Hrsg.): Wenn nichts mehr ist, wie es war. Psychiatrie Verlag, Bonn:44-59

Randolph ET, Eth S, Glynn SM, Paz GG, Leong GB, Shaner AL, Strachan A, van Vort W, Escobar JI, Liberman RP (1994): Behavioral family management in schizophrenia. Outcome of a clinic-based intervention. British Journal of Psychiatry, 164:501-506

Retzer A, Weber G (1991): Entwurf eines Modells psychotischer Systeme. In: Retzer A (Hrsg.): Die Behandlung psychotischen Verhaltens, Auer, Heidelberg:97-134

Richter S (1996): Das Versorgungssystem für psychisch kranke Menschen. In: Deger-Erlenmaier H, Titze E, Walter K (Hrsg.): Jetzt will ich's wissen. Rat und Hilfe für Angehörige psychisch Kranker. Psychiatrie Verlag Bonn, 97-150

Schaub A, Andres K, Schindler F (1996): Psychoedukative und bewältigungsorientierte Gruppentherapien in der Schizophreniebehandlung. Psycho 22:713-721

Schmitz-Moormann L (1994): Die Skala der Gefühle. Psychosoziale Umschau:16-17

Schulze-Mönking H(1993): Ist hohes emotionals Engagement ein Synonym für problematisches Angehörigenverhalten ? In: Mundt Ch, Kick H, Fiedler P (Hrsg.): Angehörigenarbeit und psychosoziale Intervention in der Psychiatrie. Roderer-Verlag, Regensburg, 61-71

Stark FM, Buchkremer G (1992): Die Therapeut/Patient-Beziehung in der Therapie schizophrener Patienten: Beurteilung durch Patienten und Therapeuten. Zeitschrift für klinische Psychologie, Band 21, Heft 2: 209-223

Stark FM (1992): Strukturierte Information über Vulnerabilität und Belastungsmanagement für schizophrene Patienten. Verhaltenstherapie; 2:40-47

Tarrier N, Barrawclough C, Vaughn C, Bamrah JS, Porceddu K, Watts S, Freeman H (1988): Community Management of schizophrenia: A two year follow-up of behavioral intervention with families. Brit J Psychiat, 154:625-628

Titze E (1993): Was wünschen sich Angehörige von der psychiatrischen Klinik? Psychosoziale Umschau 1:13-17

Tölle R (1994): Auf den Kranken hören. Anthropologische Aspekte der psychiatrischen Behandlung. In: Kockott G, Möller H-J (Hrsg.): Sichtweisen der Psychiatrie. Zuckschwerdt, München - Bern - Wien:42-52

Vaughn C (1989): Annotation: Expressed Emotion in Family Relationsships. Journal of Child Psychology and Psychiatry, 30:13-22

Watzl H, Niedermeier T, Cohen R (1993): Determinanten der Beziehung zwischen Expressed Emotion und schizophrenem Rückfall. In: Mundt Ch, Kick H, Fiedler P (Hrsg.): Angehörigenarbeit und psychosoziale Intervention in der Psychiatrie. Roderer Verlag, Regensburg, 91-102

Wiedemann G, Buchkremer G (1996): Familientherapie und Angehörigenarbeit bei verschiedenen psychiatrischen Erkrankungen. Nervenarzt, 67:524-564

Wienberg G (1995): Schizophrenie zum Thema machen; Psychoedukative Gruppenarbeit mit schizophren und schizoaffektiv erkrankten Menschen; Grundlagen und Praxis. Psychiatrie Verlag, Bonn

Windgassen K (1989): Schizophreniebehandlung aus der Sicht des Patienten. Untersuchungen des Behandlungsverlaufes und der neuroleptischen Therapie unter pathischem Aspekt. Springer, Berlin - Heidelberg - New York

Woo SN, Goldstein MJ, Nuechterlein KH (1997): Relatives' expressed emotion and nonverbal signs of subclinical psychopathology in schizophrenic patients. Brit J Psychiat, 170:58-61

Zubin J (1977): Vulnerability – an new view of schizophrenia. J abnorm Psychol, 86:103-126